수혈의 배신

KETSUEKI NO YAMI by FUNASE Shunsuke, UTSUMI Satoru
Copyright (c) 2014 FUNASE Shunsuke, UTSUMI Satoru All rights reserved.
Originally published in Japan by SANGOKAN, Tokyo.
Korean translation rights arranged with SANGOKAN, Japan
through THE SAKAI AGENCY and BC Agency.

이 책의 한국어판 저작권은 BC 에이전시를 통한 저작권자와의 독점 계약으로 성안당에 있습니다.
저작권법에 의해 한국 내에서 보호를 받는 저작물이므로 무단전재와 복제를 금합니다.

수혈의 배신

2015년 8월 10일 1판 1쇄 인쇄
2015년 8월 20일 1판 1쇄 발행

지은이 | 후나세 슌스케, 우츠미 사토루
옮긴이 | 김영진
펴낸이 | 이종춘
펴낸곳 | BM 성안당
주　소 | 121-838 서울시 마포구 양화로 127 첨단빌딩 5층(출판기획 R&D센터)
　　　　413-120 경기도 파주시 문발로 112 출판도시(제작 및 물류)
전　화 | 02-3142-0036
　　　　031-950-6300
팩　스 | 031-955-0510
등　록 | 1973. 2. 1. 제 13-12호
홈페이지 | www.cyber.co.kr

ISBN | 978-89-315-7876-8 (13510)
정　가 | 14,000원

이 책을 만든 사람들

기획 | 최옥현
편집진행 | 이병일
본문 디자인 | 하늘창
표지 디자인 | 윤대한
홍보 | 전지혜
국제부 | 이선민, 조혜란, 신미성, 김필호
마케팅 | 구본철, 차정욱, 나진호, 이동후, 강호묵
제작 | 김유석

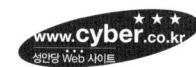

이 책의 어느 부분도 저작권자나 BM 성안당 발행인의 승인 문서 없이
일부 또는 전부를 사진 복사나 디스크 복사 및 기타 정보 재생 시스템을 비롯하여
현재 알려지거나 향후 발명될 어떤 전기적, 기계적 또는 다른 수단을 통해
복사, 재생하거나 이용할 수 없음.

수혈의 배신

후나세 슌스케, 우츠미 사토루 공저 | 김영진 옮김

BM 성안당

■ 추천의 글

수혈, 현대의학의 최대의 성공작인가 실패작인가

라인홀트 메스너라는 등반가는 1978년에 8850미터의 에베레스트 무산소 등반에 성공합니다. 대단한 일이었습니다. 그 이전까지는 산소통이 없이 에베레스트 등반을 한다는 것은 절대로 불가능한 일이라고 생각했고, 심지어는 비록 성공해도 심각한 후유증이 있을 것이라 믿었기 때문입니다. 그런데 라인홀트 메스너는 철저한 적응훈련과 기존의 루트가 아닌 새로운 루트를 통해서 무산소 등반을 성공시켰습니다. 그 후 에베레스트를 무산소로 등반하는 것은 여전히 어려운 일이기는 하지만 대단한 뉴스는 되지 않습니다. 누가 어떤 과정을 통해서 에베레스트 무산소 등반이 절대로 불가능하다고 한 것인지는 모르겠으나, 한 번 정해지는 순간 그 누구도 도전을 하지 않는 것이 일반적인 세상의 이치입니다.

인류는 오래전부터 혈액에서 무언가를 찾을 수 있다고 생각했습니다. 혈액 속에 건강과 생명의 비밀이 있다고 믿었지요. 심지어 정신병도 수혈을 통해서 치료를 할 수 있다고 생각했었습니다만, 수혈은 인류에게는 도무지 해결하기 어려운 문제였습니다. 인간은 서로 다른 혈액형을 갖고 있다는 사실을 몰랐으니 당연히 많은 실패를 했지요. 그리고 1900년에 이르러서야 다양한 혈액형의 존재가 밝혀지고 그 구분이 기술적으로 가능해지게 됩니다. 하지만 지금은 당연한 것처럼 보이는 헌혈한 혈액이 응고되지 않게 보관하는 방법을 알게 되고 수혈이 보편적으로 행해지기까지에는 또 수십 년의 세월이 흐릅니다. 두 차례의 세계대전과 한국전 그리고 베트남전을 거치면서 수혈은 어느덧 의심할 나위없는 인류의 희망이고 대안을 생각할 수 없는 소중한 치료제로 인식이 됩니다. 한마디로 지난 1세기 동안 인류가 수혈에 대해서 내린 결론은, 수혈은 생명을 건지는 소중한 치료이고 혈색소 농도가 10.0g/dL 이하에서는 반드시 수혈이 이루어져야 한다는 것이었습니다. 그렇게 100년의 세월이 흘렀던 것입니다.

수혈이 인류의 희망이자 훌륭한 치료제로 사용되던 그 와중에도 사실 수혈은 수많은 부작용을 일으켰는데요, 대표적인 것이 본문에서도 언급하듯 간염바이러스와 AIDS 바이러스의 확산이었습니다. 지금은 헌혈 후 많은 검사를 통해서 안전한 혈액을 제공하고 있지만 — 100%

는 아니지만 – 불과 수십 년 전만 해도 수혈을 통해서 바이러스의 전파가 심각하게 전개될 것이라고는 미처 생각을 못 했던 것입니다. 그 외에 이미 알려진 심각한 부작용들만 해도 매우 많은데 인류는 애써 이러한 문제를 외면했습니다. 왜 그랬을까요? 그것은 수혈에 대한 무한신뢰와 경외가 있었기 때문입니다. 제가 생각하는 수혈의 가장 큰 문제는 우리가 알고 있는 많은 부작용이 아니라 아직도 밝혀지지 않은 많은 문제들이 있다는 것입니다. 대표적인 예가 바로 수혈을 받은 지 수십 년이 지난 환자들의 혈액에서 본인의 DNA가 아닌 타인의 DNA가 발견된다는 것입니다. 수혈을 받은 사람들에게서 암 발생율이 높다는 본문의 내용도 아마 이러한 현상과 무관하지는 않을 것 같습니다만 아직은 무엇이 문제인지를 모른다는 것이 사실은 가장 큰 문제라고 할 수 있습니다.

정말 믿기 어려운 일입니다만, 수혈은 단 한 번도 과학적인 검증을 거치지 않고 슬그머니 등장한 치료제입니다. 수혈이 언제 필요한지, 수혈의 문제점은 무엇이고 수혈을 받지 않고 대체할 수는 없는 것인지에 대한 논의가 과학적으로 진행된 적이 단 한 번도 없다는 것은 매우 충격적인 사실입니다. 완벽한 사기는 의심을 단 한 차례도 사면 안 되듯이, 수혈의 문제점은 수혈에 대한 지나친 신뢰로 인해 거론조차 될 수 없었다는 것입니다. 그러다가 2000년 이후 수혈에 대해 의심의 눈초

리를 보내던 학자들에 의해 정체가 벗겨지기 시작했고, 지금은 지난 1세기 동안 인류가 굳게 믿어왔던 사실들이 잘못된 것이었다는 것을 알게 되었습니다. 즉 혈색소 농도 10.0 g/dL 이하에서 수혈이 필요한 것이 아니라, 그보다 한참 낮은 7.0 g/dL 까지는 대부분 문제가 없다는 사실과 – 사실은 그 보다 훨씬 낮은 수치에서도 대개는 문제가 없지만 – 수혈은 수술 후 환자에게 득보다는 실이 많은 치명적인 치료제라는 사실입니다. 그리고 정말 다행스러운 것은 대부분의 환자들이 수혈을 하지 않고도 얼마든지 치료할 수 있다는 것을 알게 된 것입니다. 아직도 수혈은 중요한 치료제인 것은 맞지만 그 사용이 매우 제한적으로만 유용합니다. 정형외과 분야의 암환자를 치료하는 저도, 최근에는 대부분의 환자를 수혈하지 않고 대체요법들을 이용해서 성공적으로 치료를 하고 있습니다.

에베레스트를 무산소로 등반하는 것은 불가능하다는 믿음에 의심을 품었기에 가능했던 라인홀트 메스너처럼, 수혈 이외에는 대안이 없다는 비과학적인 구태를 의심했기에 무수혈 치료가 가능했던 것입니다. 그래도 의사들이 메스너보다 다행스러운 것은 너무도 많은 연구자료와 보고서들이 이미 있기 때문입니다. 그러나 그럼에도 불구하고 아직도 의사를 포함한 대부분의 사람들은 수혈이 좋은 치료고 다른 대안이 없다는 생각에서 벗어나지 못하고 있습니다. 이러한 현상은 의학에 있어서는 드문 일도 아닙니다. 약 150여년 전 이그나츠 제멜바이스라는 헝가리의 산부인과 의사는 출산 후 감염으로 사망하는 경우를 줄이기 위해 소독액에 손을 씻고 아기를 받아야 한다는 주장을 했다가 산부인과 의사들로부터 배척을 당한 적이 있고, 헨리코튼이라는 정신과 의사는 무려 20여 년을 정신병 치료를 위해 균을 없애야 한다면서 입원 환자의 치아를 모조리 발치한 적도 있었습니다. 이렇듯 의학의 진실은 매우 더디게 인정되는 경우가 흔한 일이기는 하지만, 수혈의 불편한 진실은 아무리 이해를 하려해도 용납하기 힘든 과정을 겪고 있습니다. 이러한 현상은 다른 경우와 달리 수혈은 많은 이해관계가 얽혀있는 치료제이기 때문이 아닐까라는 조심스러운 추측을 해 봅니다. 게다가 대한민국 사회에서는 무수혈이라는 단어가 여호와의 증인을 떠올리게 하는 터라 수혈에 대한 진실을 들여다보려 하지 않는 경향도 있는 것 같습니다.

저자들은 이 책을 통해 수혈과 관련된 많은 사실들을 적시하고 있습니다. 어떤 부분은 현재의 시각으로는 일반화하기에는 다소 어려운 면도 있으나, 이런 부분들은 수혈의 역사에서 있었던 사례들로 이해를 하신다면 대부분의 이야기들은 안타깝게도 사실입니다. 암환자를 치료하면서 생명에 대해 고민을 많이 해 본 제가 얻은 결론은, 인류는 절대로 한 방울의 피도 만들어 내지 못한다는 사실입니다. 피는 우주처럼 너무도 많은 정보를 담고 있기 때문입니다. 그런 피를 단 몇 가지의 테스트를 거쳐서 별 생각 없이 수혈이라는 방식을 통해 인간에서 인간으로 교환을 해 온 것은, 지금 생각해보면 그야말로 엽기적인 일이었던 것입니다. 이제 이 책을 읽으신 분들은 인류가 얼마나 큰 과오를 아무렇지 않게 저지를 수 있는지에 대해 이해하시게 될 것입니다.

고려대학교 의과대학 교수 박종훈
대한수혈대체학회 정책이사

■
머리말

 수혈과 혈액제제는 현대 의학의 최대 실패작이다. 이 점에 관해서는 후나세 슌스케의《병원에서 죽임을 당하다》와 우츠미 사토루의《의학 불필요론》에서도 개략적으로 언급했다.

 그러나 이렇게 음침한 혈액 비즈니스의 세계는 마치 밑바닥이 없는 우물처럼 끝없이 깊고 어둡다. 거기에는 수많은 오해와 방대한 이권이 교묘하게 서로 얽혀있다. 우리 두 사람 모두 의학이 심어놓은 수많은 편견 중에서도 특히 수혈에 관한 편견을 떨쳐버리는 것이 가장 어려웠다.

 수혈과 혈액이권, 그리고 적십자사를 추적조사하면서, 우리는 경악할 만큼 엄청난 흑막이 거기에 숨어있는 것을 목격했다. 취재를 하고 집필 작업을 하면서 우리는 그것에 대해 확신을 갖게 되었다.

 혈액은 혈액제제라는 새로운 이권을 창출하였고, '사랑의 헌혈'이라는 미명 하에 적십자사라는 세계적 조직을 거대한 괴물로 둔갑시켰다. 겉으로 드러난 모습은 자애로운 미소를 띤 천사의 얼굴이지만 숨겨진 모습은 피에 굶주린 악마의 얼굴이었다. 이런 수법으로 흡혈 비즈니스라는 거대한 이권사업은 현대 의료의 중추를 독점하기에 이르렀다.

현재 일본에서만도 매년 약 120만 명이나 되는 사람들이 수혈을 받고 있다. 그리고 방대한 수혈 및 혈액제제와 관련된 이권의 배후에서는 수혈과 혈액제제로 인해 발생하는 독성에 의해 엄청나게 많은 사람의 생명이 사라지고 있으며, 의사의 오진이나 처방약의 부작용에 의해 발생하는 의원병으로 고통을 당하고 있다. 그 악의적인 부작용에 의한 희생자와 피해자들은 원인도 모른 채 캄캄한 무덤 속에 묻히고 있는 것이다.

수혈이 사람을 죽이고 있다는 사실을 의사도, 유족도, 세상도 모두 모르고 있다. 수혈을 거부하는 여호와의 증인 사건을 주제로 다룬 드라마 〈설득〉에도 의학계의 부정적인 면이 감춰져 있었다. 그 드라마 속의 어린이는 수혈을 시도하지 않았다면 충분히 살아남을 기회가 있었지만, 그런 사실 또한 어둠속에 철저하게 묻혀버렸다.

목숨을 구해야 할 수혈이 목숨을 **빼앗아**가고 있다는 이 충격적인 사실을 대부분의 의사들 역시 모르고 있다. 이런 무지는 잘못된 의학교육 탓이다. 더군다나 수혈과 혈액제제는 엄청난 부작용을 일으키며, 감염증의 온상이다. 수혈과 혈액제제에 교묘하게 감춰진 '목적'은 부작용에 의한 새로운 환자의 대량생산이었다.

더군다나 수혈로 인한 면역거부반응으로 급사하는 GVHD(이식편대숙주병(移植片對宿主病))와 부작용 방지 등의 명목으로 도입된 혈액에 대한 방사선조사는 훨씬 더 큰 비극을 낳았다. 최대 50그레이(gray)라는 치사량을 훨씬 초과하는 방사선조사(放射線照射)는 혈구세포의 염색체를 갈기갈기 찢어놓아, 그로 인해 죽은 혈구세포가 말초혈관과 폐, 콩팥의 필터를 막히게 한다. 그리하여 수혈성폐장애, 신부전(腎不全) 등으로 인한 새로운 사망자가 대량으로 속출하고 있다.

수혈의 가장 큰 약점은 면역력 저하에 있으며, 수혈의 42%는 암환자에게 이루어지고 있다. 그렇게 되면 면역력이 손상을 입어 암 재발이 가속화된다. 후두암의 경우, 수혈하면 재발생률은 평균 4.7배로 껑충 뛰어오른다. 수혈은 틀림없이 암을 유발하는 행위이다. 이와 같은 충격적인 사실을 깨닫고 무수혈 수술에 도전하는 의사들이 전 세계적으로 증가일로에 있다.

피를 많이 흘렸어도 정화된 바닷물의 미네랄 농도를 조절하여 주입하면 생명체는 활성화된다. 1897년에 이러한 기적 같은 진실을 증명한 사람이 프랑스의 생리학자 르네 칸톤이다. 이것은 개를 이용한 동물실험에 의해 증명된 사실이다.

'칸톤의 개' 실험은, 피를 상당량 흘렸어도 수분과 미네랄 성분의 보충만으로도 생명체가 되살아난다는 사실을 증명하였다. 그것은 "체세포가 혈구로 되돌아간다."는 치시마 박사와 모리시타 박사의 학설을 뒷받침하는 것이다. 이를테면 과립구(顆粒球)는 1시간에 2~3배 정도 증식한다. 그리고 혈구는 다른 혈구로 자유자재로 변화한다. 약 50년 전에 어둠속에 묻힌 이 학설이야말로 수혈의 흑막을 폭로하며 새로운 의료에 서광을 비춰주고 있다. 여기에 덧붙여 미래의 새로운 의료에 대한 가능성으로서 링거주사액을 능가하는 해수요법에 관해서도 과제를 제기하고자 한다.

  이 책은 환경평론가인 후나세 슌스케가 1, 4, 6, 8, 9장을 집필하였고, 의학계의 이단아인 내과의사 우츠미 사토루가 2, 3, 5, 7, 10장을 집필하였다.

  의사들은 수혈을 하면서 무슨 생각을 하고 있는지, 과연 수혈에 관한 의사들의 본심은 무엇인지에 관해서도 밝혀보고자 한다.

  또한 어째서 이처럼 흡혈 비즈니스가 만연되어 있는지, 베일 뒤에 숨어있는 원흉에 관해서도 추적조사해야 한다. 즉, 국제적십자사 및 일본적십자사의 이권과 관련된 흑막, 그리고 로스차일드 가문을 상징하는 붉은 방패와 붉은 십자가에 관한 흑막을 파헤치는 일이 그것이다. 이러한 점들을 만천하에 드러내지 않고 혈액과 관련된 흑막을 밝혀낼 수는 없다.

  전 세계의 왕후 귀족과 일본의 천황 집안도 국제적십자사의 깊은 흑막과 관련되어 있다. 그것을 어떻게 생각할 것인가는 독자 여러분 각자의 판단에 맡기고 싶다.

2014년 6월
환경평론가 후나세 슌스케, 내과의사 우츠미 사토루

차례

- **추천의 글** /4
- **머리말** /10

01 PART 이렇게 수혈로 죽임을 당한다

- 일본 쇼와 천황도 수혈로 '죽임을 당했다?' /27
- '수혈을 할수록 출혈이 일어난다', '치료법은 없다' /28
- 수혈이란 빈번히 행해지는 장기이식이다 /29
- 수혈 부작용인 GVHD를 몰랐던 의사들 /30
- 가족이나 친족의 혈액은 오히려 더 위험하다 /31
- 600건에 1건의 비율로 발병한다 /32
- '빈혈'로 대량수혈을 받은 X씨의 경우 /33
- '빈혈'이라는 말은 수혈을 위한 속임수 /36
- 수혈로 생존하여도 기다리는 것은 처절한 삶뿐이다 /38
- 흡혈 비즈니스는 멈출 줄 모른다 /40
- GVHD, 방사선, 항응고제로 인한 출혈 위험성 /41
- 수혈에는 수많은 위험성이 감춰져 있다 /42
- 일본의 3대 수혈 사건 /44

- 환자를 속이는 '수혈설명서' /46
- 일본 사카구치 후생노동성 장관이 간염 10%라고 증언하다 /47
- 수혈로 악화시켜서 돈벌이를 하는 의료 비즈니스 시스템 /48
- 돈벌이에만 치중하는 오늘날의 의료계 /49

02 PART '수혈거부' 사건의 진상

- 철저하게 감춰진 경악할 만한 사실 /53
- 드라마 '설득'과 수혈거부 사건의 거짓말이란? /54
- 수혈거부 사건의 진상을 검증해 보다 /55
- 응급처치로도 생존하지 못할 부상이었던가? /57
- 여러 의사들의 증언 /58
- 여호와의 증인의 '수혈거부'는 옳았다 /59
- A군은 '살고 싶다'고 호소했는가? /61
- 환자에게 '수혈동의서'를 요구하는 이유 /62
- 또 다른 선택사항은 왜 준비되어 있지 않은가 /63
- 의사들은 소송을 두려워한다 /64
- 수혈 실태와 가이드라인 /66
- 의학참고서에서는 어떻게 설명하고 있는가 /67
- 혈액제제의 사용지침에는 어떻게 되어 있는가 /69
- 혈액학에 다양하게 퍼져있는 세뇌 /71
- 뜨거운 사막에서 물이 부족하면 /73

- '산소가 부족하다'고 하며 수혈을 받게 하는 세뇌 /74
- 혈액형은 지문처럼 모든 사람이 다르다! /76
- 결함투성이의 '첨부문서'와 부작용에 대한 무지 /77
- 수혈 후에 생기는 위험한 면역반응 /78
- 수혈은 병명을 알 수 없는 질병을 만들어낸다 /79
- 수혈은 면역력을 떨어뜨린다 /80
- 수혈로 인해 사망률과 부작용이 폭증하였다 /81
- 수혈로 인해 사망에 이르게 되는 용혈반응 /82
- 대부분의 부작용은 보고조차 되지 않는다 /83
- 현실적으로는 있을 수 없는 부작용 수치 /84
- 혈액제제의 다양한 위험성 /86

03 PART

방사선조사로 '죽어가는 피'를 수혈함

- GVHD를 두려워한 후생노동성 '대책'의 위험성과 허구성 /89
- 철저한 방사선조사 /90
- 세 종류의 방사선 /91
- JCO 임계사고로 무슨 일이 있었는가? /92
- 유방암 환자의 3주 동안 조사량을 한꺼번에 혈액에 조사하다 /94
- 전혀 도움이 되지 않는 수혈 /95
- 인체는 유해한 이물질 처리에 몹시 고달프다 /96
- 방사선에 노출된 혈액제제가 암환자에게 투여된다면 /97

04 PART   수혈이 암 발생률을 높이고 있다

- 수혈은 명백한 '발암촉진제'이다 /101
- 갑상선 암은 1.8배, 림프종은 1.7배로 증가한다 /102
- 30여 년 전에 발견된 '수혈의 면역억제 작용으로 인한 암 증식' /103
- 수혈 없이 암 수술을 하다 /105
- 수혈 환자와 무수혈 환자의 데이터 비교 /106
- 수혈하면 혈액끼리 엄청난 전쟁을 한다 /107
- 암환자의 5년 생존율에서 2배 가까이 차이가 났다 /108
- 수혈로 증명된 면역력 저하 /109
- 수혈하면 암 재발률이 4.6배나 된다 /110
- 수혈 환자의 생존율은 무수혈 환자의 40%에 불과하다 /111
- 수혈은 종양 증식과 전이를 촉진한다 /113

05 PART   혈액제제와 부작용으로 병원은 떼돈을 벌고 있다

- 수혈은 다이아몬드만큼 돈벌이가 된다 /117
- 수혈로 인한 간염과 에이즈 감염의 비극 /118
- 아무 효과도 없는 가짜 약을 투여 받았던 거대한 '아이러니' /119

- 너무나도 위험한 엉터리 혈액검사 /120
- 수혈은 끝없는 악순환만 조장한다 /121
- 매년 10만 명의 미국인이 수혈로 간염에 걸리고 있다 /123
- 충분한 대응책도 없는 혈액제제로 에이즈에 걸린 비극 /124
- 수혈로 인해 전 세계적으로 확산되는 감염증 /126
- 1990년대의 경고에 일본은 /127
- 수혈로 언제 어디서 어떤 바이러스가 침입할지 알 수 없다 /128
- 혈액제제의 너무나도 무책임한 판매 실태 /129
- 일본은 혈액제제와 수혈제제의 비정상적인 소비대국이다 /130
- 부족한 것은 혈액이 아니라 혈액에 대한 지식이다 /131

06 PART 무수혈 수술이 세계적인 흐름이다

- 날이 갈수록 고조되는 수혈에 대한 경종 /135
- 수혈교의 맹신자인 의사들 /136
- 무수혈 수술의 선진 의료기관인 미국 잉글우드 병원 /137
- 수혈 수술은 이미 과거의 유물이다 /138
- 인체는 양동이가 아니다 /139
- 치시마 박사의 예언 /140
- 대수술조차도 무수혈 수술이 가능하다 /141
- 누가 무수혈 수술을 발전시켰는가 /142
- 드라마 '설득'에 숨겨진 악의 /143

- 무수혈 수술에 대한 전망 /144
- 미국 국방성도 무수혈 수술을 연구 중이다 /145
- 억압받아 온 일본의 무수혈 치료 /145
- 무수혈 치료가 자가수혈요법이란 말인가? /146
- 70여 차례나 여호와의 증인을 수술했던 희귀한 의사 /147
- 진실을 알고 싶으면 보이지 않는 '울타리'를 쳐부숴라 /148

07 PART 수혈할 필요가 없다

- 출혈 시의 대안과 그 개념에 관해 /153
- 링거주사액을 세계에 알린 논문 /154
- 링거주사액의 효능 /155
- '항응고제가 없다'는 메리트 /156
- 혈액제제의 유용성과 엉터리 헤모글로빈 이론 /157
- 2.5ℓ의 혈액을 흘린 사람 /159
- 치시마 박사의 학설에 관해 /160
- 의학 불필요론=수혈 불필요론 /162
- 심근경색, 뇌경색 등 경색성 질환의 급성기 /164
- 지주막하 출혈, 궤양성 출혈, 암 출혈 등의 급성기 /165
- 산부인과 분야 /166
- 외국에서는 무수혈 수술이 대세이다 /168

08 PART 의학 이론을 뒤엎은 생리학자 르네 칸톤

- 개의 혈액을 희석한 바닷물로 교체한 실험 /173
- 개는 실험 전보다 더 활발해졌다 /174
- 이전보다 더 가혹한 두 번째 실험 /175
- 새로운 체액 환경에서 혈구성분은 증식한다! /176
- 세 번째 실험, 백혈구가 바닷물에서도 생존하다 /178
- 생명은 '어머니 바다'에서 생겨났다 /179
- '프랑스의 다윈'에 대한 반복 /180
- 세균성질환론을 뒤엎은 르네 칸톤의 이론 /182
- 아픈 증상은 질병이 치유되는 반응이다 /184
- 칸톤 해수요법의 눈부신 효과 /186
- 해양진료소는 세계 각처로 확산되었다 /187
- 칸톤의 유지를 계승하는 사람들 /189
- 소금물, 링거주사액으로는 효과가 약화되다 /189
- 치시마·모리시타 학설과 '칸톤의 개' /190
- 여성이 남성보다 장수하는 이유 /192
- 사혈요법+해수요법, 미래를 위한 의료혁명으로 /194
- 수혈을 대체하는 궁극적인 미래의 요법을 증명하는 '칸톤의 개' /195
- '수혈하지 않으면 죽습니다'라는 말을 듣거든 /195
- 해수요법과 동종요법 /196
- 오늘날 계승되고 있는 칸톤 의료 /198
- 말기 유방암을 축소시킨 해수요법 /199
- 미네랄 균형이 건강의 열쇠 /199
- 생리식염수와 링거주사액의 한계 /201
- 엄선한 포인트에서 채취한 '살아 있는 바닷물' /202

09 PART

흡혈 비즈니스의 대붕괴가 시작되었다

- '칸톤의 개' 실험이 남긴 교훈　/207
- 현대 의학을 지배하는 록펠러 재벌　/208
- 국제 의료 마피아의 시도　/210
- 록펠러 집안은 약을 신용하지 않는다　/211
- 90%의 의료는 만성질환에 무력하다　/212
- 네 종류의 독이 든 물　/212
- 전혀 발전이 없는 수혈에 대한 기본사상　/213
- 혈액 대용의 '생리식염수' 발명　/214
- 혈액형의 발견, "혈액형이 일치하면 안전하다!"　/215
- 현대 의학은 '야전병원'의 의학이다　/216
- 록펠러 연구소와 수혈이권　/217
- 혈액형의 발견으로 혈액 비즈니스에 서광이 비쳤다　/218
- '애국심'을 이용하여 돈벌이를 하다　/219
- 전쟁이 혈액 비즈니스를 가속화시키다　/220
- B형·C형 간염, 그리고 에이즈　/221
- 수혈 비즈니스의 표면상의 목적과 '진정한 목적'　/222
- GVHD보다 더 위험한 부작용　/223
- 부작용 메커니즘은 아직도 밝혀지지 않았다　/224
- 내 몸, 내 자식이라면 수혈에 동의할까?　/225
- 수혈 붕괴를 결정짓는 논문　/226
- 수혈을 많이 하면 2배나 많이 죽는다　/227
- '노란 피'와 헤모글로빈 가설의 붕괴　/228
- '칸톤의 개 실험'은 금시초문이라는 후생노동성　/229

- 수분과 미네랄 보충의 대체요법을! /231
- 수혈에 대한 견해를 밝힐 입장이 아니다 /232
- 다른 선택이 있다면 수혈은 난센스다 /233
- 돈벌이가 되니까 수혈을 하고 있다? /234
- 일본적십자사의 명예 총재 미치코 여사 /236
- 적십자사는 스위스의 앙리 뒤낭이 창설 /237
- 적십자사의 '의료 노예'를 만드는 함정 /238

10 PART 국제적십자사와 일본적십자사의 흑막

- 붉은 방패와 붉은 십자가 /243
- 국제적십자사 시스템 /244
- 표면상으로는 고상한 인도주의적 단체 /244
- 헌혈은 거국적인 비즈니스임 /245
- 황실과 유착관계에 있는 조직 /246
- 일본 흡혈 비즈니스의 총본산 일본적십자사 /247
- 일본적십자사와 천황 집안과의 관계 /248
- 전쟁 비즈니스를 위한 적십자사 /251
- 적십자사의 교묘한 수법 /253
- 수혈 부작용을 이용해 돈벌이를 함 /254
- 국제적십자사와 일본적십자사의 진정한 정체와 목적 /255
- 국제적십자사의 흑막 /257

- 혈액제제와 '공멸하는 시스템, 렌더링 플랜트'의 공통점 /258
- 혈액 비즈니스 세계의 구조는 어떤 것인가? /260

■ 글을 마치면서
새로운 의학의 미래를 향해

- '칸톤의 개 실험', '치시마 박사의 학설', '수혈 거부자들' /262
- WHO '백신은 생물병기' /263
- 60억 인구를 '폐기처분'하다 /264
- '돈벌이'와 '인류 말살' 음모 /265
- 현대 의료의 궁극적인 목적은 /266
- 현대주의의 정체는 제국주의 /267

■ 번역자의 말 /268
■ 부록 : 한국무수혈센터 안내 /272

PART 01

이렇게 수혈로 죽임을 당한다

후나세 슌스케(환경평론가)

> GVHD에 관한 의학서적의 해설을 읽어보면 등골이 오싹해진다.
> 수혈한 혈액 속의 림프구가 증식하여 환자(숙주)의 림프구와
> 세포내피계(면역세포)를 공격했을 때 발생하는 증상으로, 발생하면 100% 사망한다.

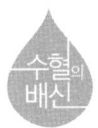

일본 쇼와 천황도 수혈로 '죽임을 당했다?'

수혈은 일본 천황도 죽였다…. 이러한 말을 들으면 어이가 없다고 말할 사람도 있을 것이다. 또한 "무슨 바보 같은 소리를 하는 거야?"하며 분노하는 사람도 틀림없이 있다.

아직도 쇼와 천황이 사망하기 직전의 뉴스를 기억하는 사람이 있을 것이다. 1988년 9월 19일, 천황은 수술한 지 거의 1년이 경과하였는데도 하혈이 계속되었다. 그러자 아사히신문은 그 사실을 곧바로 '하혈'이라는 병명으로 특종 보도했으며, 병명을 비밀로 하고 있던 궁내청은 발칵 뒤집혀 신문사에 엄중하게 항의하였다.

"병세가 악화된 후부터 매일 수혈 – 그로 인한 하혈이 계속되다." 천황의 병세와 관련된 신문 기사에는 '수혈'과 '하혈'이라는 단어가 반복되고 있었다. 왜 그랬을까? 천황의 몸속에서 출혈이 계속되고 있었기 때문에 그것을 보충하기 위해 거듭해서 대량으로 수혈을 하였던 것이다.

젊고 건강한 자위대원의 혈액이 수혈에 사용되었다는 말을 들었을 때는 주치의들의 애절한 심정조차 느껴졌다. 건장한 자위대원의 혈액을 주입하면 천황도 회복되지 않을까?

그러나 현실은 하혈에 또 하혈……그것은 마치 구멍 난 양동이에 물을 쏟아 붓는 것과 다를 바 없었다. 수혈한 혈액량은 도합 3만 1000cc에 이르렀다고 한다. 수혈에 대한 거부반응이 천황을 덮친 것이다. 그래서 대량수혈을 반복해도 병세는 악화일로를 걸을 뿐이었다. 천황은 1989년 1월 7일, 향년 87세를 일기로 사망하였다. 이리하여 격동의 쇼와 시대는 조용히 막을 내렸다.

천황의 사망원인은 처음에는 십이지장유두주위종양으로 발표되었다. 그러나 나중에 다시 심근경색으로 변경되는 바람에 독살설까지 난무하는 등, 소문은 꼬리에 꼬리를 물고 그칠 줄 몰랐다.

'수혈을 할수록 출혈이 일어난다', '치료법은 없다'

쇼와 천황이 사망하기 직전, 그의 체내 출혈이 매일 밤 주요 뉴스거리가 된 것은 암으로 쇠약해진 천황에게 끊임없이 수혈을 하고 있었기 때문이다. 그 뉴스를 통해 수혈 거부반응이 발생했다는 점을 유추할 수 있다.

그것은 수혈된 피에 대해 거부반응을 일으키는 일종의 쇼크 증상으로, 공식적으로는 '이식편대숙주병;Graft-Versus-Host Disease(이하

GVHD로 표기)'이라고 부른다. 발생원인은 수혈액의 림프구로 여겨지는데, 방사선조사 등의 '대책'이 강구된 것은 그로부터 10년 후의 일이다. GVHD에 관한 의학서적의 해설을 읽어보면 등골이 오싹해진다.

> 수혈한 혈액 속의 림프구가 증식하여 환자(숙주)의 림프구와 세포내피계(면역세포)를 공격했을 때 발생하는 증상. 발생하면 100% 사망한다

더욱 무서운 것은 "수혈을 할수록 출혈이 일어난다.", "치료법은 없다.", "1개월 이내에 사망한다."는 것이다. 참으로 일본의 쇼와 천황의 임종 사건과 일치하는 내용이다.

수혈이란 빈번히 행해지는 장기이식이다

이런 표현을 사용하여 글을 쓰면 이상하게 생각할 사람도 많을 것이다. "수혈은 혈액형이 일치하면 안전한 것 아닌가?"라는 의문이 생길 수 있다. 그러나 그것은 아마추어의 생각에 불과하다. 4종류의 혈액형 A, B, AB, O형은 어디까지나 대충 분류한 것에 불과하다. 정확히 말하자면 혈액형은 손가락의 지문과 같다. 이 지구상에 똑같은 형태의 혈액형은 존재하지 않는다. 전문서적에는 이렇게 기재되어 있다.

> '수혈은 가장 빈번하게 행해지고 있는 장기이식이다'

수혈은 일종의 장기이식인 셈이다. 수혈을 한다는 것은 환자의 몸속에 다른 사람의 장기를 이식하는 것과 똑같은 행위로, 반드시 면역반응이 발생한다. 그것은 면역세포(림프구)가 '이물질'(혈액)의 침입을 감지하여 공격하는 것을 의미한다.

한편, 수혈된 혈액에게는 환자의 혈액과 세포가 이물질이 되는 셈이며, 따라서 그것의 면역세포가 공격태세에 들어간다. 이해하기 쉽게 말하자면, 수혈 받은 측과 수혈한 측의 혈액끼리 서로 엄청난 싸움을 시작하는 것이다. 그것은 환자의 체내에서 면역세포끼리의 '대규모 전쟁'으로 확대되어 간다. 그렇게 되면 혈액계와 면역계를 비롯한 생리기능이 대혼란에 빠져 수습이 불가능해진다. 신경계와 내분비계로부터 내장계에 이르기까지 공황상태가 되는 것이다. 혈액은 응고기능을 상실하고 내장, 소화기계통, 피하 등, 모든 조직에서 출혈이 일어난다. 환자는 고열로 괴로워하며 피부는 검붉어지고 하혈과 장기출혈이 가속화된다. 그리고 결국에는 다장기부전으로 숨을 거두게 된다.

처참하고도 끔찍한 최후를 맞이하게 되는 것이다.

수혈 부작용인 GVHD를 몰랐던 의사들

쇼와 천황의 신체는 고령에다가 십이지장암까지 겹쳐 이미 쇠약해져 있었다. 대부분의 국민들이 아사히신문의 특종기사로 인해 그의 병명을 알게 되었다. 사망하기 바로 4개월 전인 1988년 9월부터 천황에게 하혈증상이 나타났다. 그래서 주치의들이 수혈을 하였던 것인데, 오히려 그것이 천황을 괴롭히게 되었다. 수혈로 인한 부작용인 GVHD는 일단 발생하면 환자에게 엄청난 고통을 가져다준다. 천황의 주치의들에게 이 무서운 부작용에 대한 지식이 있었다면 수혈은 피했을 것이다.

물론 천황의 사망원인이 GVHD라는 것은 내 자신의 추측에 지나지 않는다. 그러나 분명히 밝혀진 최후의 병세는 GVHD의 정의에 부합된다. 더군다나 공표된 사망원인도 '선암(腺癌=샘암)'이니 '심근경색'이니 하며 오락가락 했었다. GVHD가 직접적인 사망원인이 되었다면 의료과오사가 된다. 국가의 상징인 천황을 의료실수로 사망케 했다면 그것은 국가의 위신에 관계되는 일이다. 그래서 주치의들은 사망원인을 공표하는 데 주저함을 보였던 것은 아닐까?

더군다나 천황의 주치의들조차 수혈의 이러한 치명적인 부작용에 관해 무지했을 가능성이 있다. 알고 있었다면 환자를 처참한 고통 속으로 몰아넣는 수혈 치료는 하지 않았을 것이다.

가족이나 친족의 혈액은 오히려 더 위험하다

여기서 그 중대한 부작용의 전체상황을 관찰해 보자.

"GVHD : 이식편대숙주병. 수혈된 혈액 속의 림프구가 살아남아 환자의 몸을 공격함으로써 발생하는 부작용을 말한다. 다른 사람의 림프구는 이물질이기 때문에 배척당한다. 그러나 환자의 림프구와 비슷한 백혈구 모양의 혈액이 수혈된 경우와 면역력이 약해져 있는 경우, 림프

구는 배척당하지 않고 살아남아 환자의 몸 여기저기를 공격한다." (닛케이신문 1998년 11월 2일)

즉, 환자의 혈액과 비슷한 혈액이 더 위험한 것이다.

우리는 "가족이나 친족의 혈액을 수혈하는 것은 안전하다."고 굳게 믿고 있다. 그러나 그것은 위험천만한 생각이다.

"백혈구 형태가 매우 비슷하기 때문에 오히려 수혈 후에 GVHD를 일으키기 쉽다." (닛케이신문 1998년 11월 2일)

수술 시에 혈액이 필요하다고 하면 자식이 부모에게, 부모가 자식에게 자신의 피를 제공하겠다는 경우가 흔히 있다. 그러나 그것이 화근이 되어 GVHD를 초래할 수도 있는 것이다.

의사인 야기타 아키쿠니도 자신의 저서 《암세포가 사라졌다》에서 가족 간이나 친족 간에 행해지는 수혈의 위험성을 다음과 같이 경고하고 있다.

"가족에게 사고가 발생하면 일가친척이 병원에 모여서 자신의 피를 수혈해 달라고 말하지만 그보다 더 위험한 행위는 없습니다. HLA항원이 가까우면 가까울수록 GVHD라는 부작용이 발생할 위험성이 많습니다."

600건에 1건의 비율로 발병한다

앞서 언급한 닛케이신문의 경고는 중요하다.

"다른 나라 국민과의 민족적 혼합이 적은 일본인은 타인이라도 백혈구 모양이 비슷한 사람이 많기 때문에, 그대로 수혈하면 600건에 1 건 정도의 비율로 GVHD가 발생한다."

이것은 적은 건수라고 할 수 없다. **일본에서는 연간 120만 명이 수혈을 받고 있다. 단순한 계산만으로도 무려 연간 2000명에게 GVHD가 발생**하고 있는 셈이다.

수혈 부작용이 발생하면 죽음을 면할 수 없다. 소름끼치는 수혈 부작용에 의한 죽음이다. 이렇게 많은 사람들이 매년 "죽음을 당하고 있다"는 것은…….

그 부작용인 GVHD 증상은 "수혈 1~2주 후에 열이 나며 피부가 새빨개지고 간 장애를 일으켜 설사와 혈변이 나온다. 술후홍피증(術後紅皮症)이라고도 불리는데, 피부보다는 오히려 척수혈액을 만드는 줄기세포가 공격당하는 것이 위험하다. 적혈구, 백혈구, 혈소판 등 3계통의 혈구 모두가 없어져 버려 패혈증을 일으키고, 사망률은 90% 이상이 된다."

계속해서 야기타 아키쿠니 의사의 해설에 의하면 "타인의 살아있는 림프구에게 공격을 당한 환자의 몸은 피부에 수포가 생기고 새빨갛게 짓무르며, 42~43℃의 고열이 나면서 여러 차례의 설사와 다장기부전을 일으켜 순식간에 죽게 된다."고 한다.

'빈혈'로 대량수혈을 받은 X씨의 경우

수혈에는 일단 발생하면 '반드시 죽는다'는 GVHD라는 부작용이 있다. 이 사실을 알았다면 당신은 수혈을 받고 싶은 마음이 완전히 싹 사라져 버릴 것이다. 수술할 때 의사가 요구하는 수혈과 혈액제제 동의서에 서명할 기분이 나겠는가?

"수혈을 했더니 병세가 갑자기 악화되어 사망했다." 당신의 주변에서 이런 이야기를 들은 적은 없는가?

그것은 드러나지 않은 급성부작용인 GVHD 등, 수혈에 의해 생길 수 있는 여러 가지 독성에 의한 것일 가능성이 높다. 그러나 대부분의 유족은 '수혈은 구명을 위한 필요한 조처'라고 믿고 있으며, 수혈이 사망의 원인이 될 수 있다는 것은 꿈에도 생각하지 못한다.

수혈은 교통사고 등으로 다량의 출혈이 일어났을 때 행해진다고 생각하고 있는 사람이 많다. 그러나 의료 현장에서는 그렇지 않다. 단순한 빈혈의 경우에도 버젓이 대량수혈이 행해지고 있다.

"그 여자 분은 병원 치료 때문에 죽은 것은 아닐까요?"

나에게 상담하러 왔던 분의 친척인 X씨 사건의 경우도 비참했다. X씨는 기초생활보호대상자이다. 이것이 비극의 원인이 되었다. 기초생활보호대상자는 의료이권에 있어서는 사실은 '달콤한 유혹의 대상'이다. 그들의 의료비는 국가부담이므로 병원은 그 환자에게서 무제한으로 수익을 올릴 수 있기 때문이다. 1명의 환자에게 90종류나 되는 병명을 붙여서 진료수가를 속여 받은 악질적인 경우조차 있다. (《일탈하는 병원 비즈니스》 NHK취재반, 타카라지마사 발행)

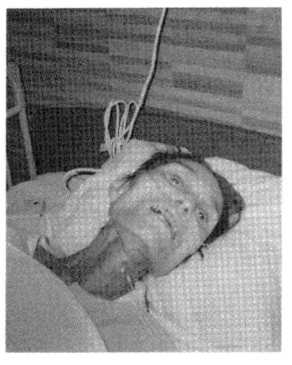 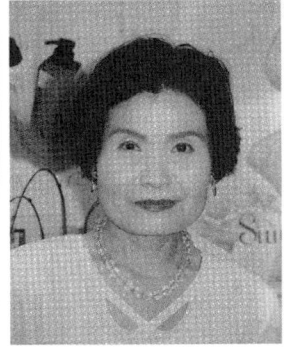

'빈혈'이라고 진단 받은 X씨는 입원 직후에 받은 적혈구제제 수혈로 인해 의식불명 상태에 빠졌다. 좌측은 사망하기 직전의 사진. 갑작스런 용모의 변화는 문병하러 온 친족들조차 못 알아볼 정도였다.

X씨도 '빈혈'이라는 이유로 대량수혈의 소용돌이에 휘말린 것이다.

혈액검사 후 그녀는 의사로부터 "헤모글로빈 수치인 Hb가 낮다."는 말과 함께 '빈혈'이라는 진단을 받았다. 입원절차가 끝난 직후에 '헤모글로빈 수치를 높이기 위한 수혈'을 하자는 말과 함께 '수혈동의서'에 서명할 것을 강요받았다. 너무나도 갑작스런 의사의 말에 가족은 동의하지 않을 수가 없어 서명을 하였다. 그녀는 방사선으로 처리한 일본적십자사의 적혈구 농후액-LR 3팩, 합계 800㎖의 수혈을 강제로 받게 되었다.

여기서 잠시 전문용어를 정리해두고자 한다. 혈액이 원료가 된 의약품은 모두 '혈액제제'라고 한다. X씨에게 투여된 것은 '혈액제제' 중 '수혈제제'이다. 이것은 적혈구제제, 혈소판제제, 혈장액처럼 그다지 가공처리 되지 않은 것이므로, '수혈'이라고 할 경우에는 이 '수혈제제'가 사용된다는 것을 의미한다.

수혈 직후 X씨는 "속이 매스껍다."고 호소하고는 의식불명이 되었다. 그 후 몸 전체가 내출혈을 일으킨 것처럼 붉은 보라색으로 변하다가 결국에는 거무칙칙하게 변색되면서 미라처럼 바싹 야위어 갔다. 이미 제대로 걷지도 못하고 식사도 거의 할 수 없게 된 그녀는 집에 한 번 들르지 못한 채 입원한 지 2개월 만에 고목나무처럼 앙상한 모습으로 숨을 거두었다.

이런 경우는 수혈 직후에 의식불명에 빠졌으므로, 피하출혈 등의 증상으로 인해 GVHD가 발생했다고 유추해 볼 수 있다. 이처럼 뜻하지 않은 괴이한 죽음조차 완벽하게 일반적인 병사로 취급하고 있으며, 그 사망원인에 대해 아무런 해명도 하지 않는 것이 일본 의료계의 실태이다.

'빈혈'이라는 말은 수혈을 위한 속임수

여기서 X씨에게 붙여진 '빈혈'이라는 병명에도 강한 의구심이 든다. 그 정의는 '혈액 속의 적혈구 혹은 헤모글로빈이라는 혈색소가 감소한 상태'이다. 즉 '혈액이 묽어진' 것을 '빈혈증'이라고 진단하는 것이다. 그래서 등장하는 것이 헤모글로빈 농도(Hb)라는 수치(g/dℓ)이다. 성인 여성의 경우 12~15g/dℓ이 기준치로 여겨진다. 그리고 이것을 밑돌아 8g/dℓ 이하가 되면 상투적으로 '빈혈증'으로 간주되어 의사의 판단에 따라 자동적으로 수혈이 강행된다.

그러나 '기준치'라는 말의 애매모호함은 2014년 4월에 '일본 종합검진협회'가 '고혈압증'의 정의를 130에서 147(최대혈압)로 갑자기 변경한 사실로도 알 수 있다. 인체에는 생화학적 개성이라는 개념, 즉 흔히들 말하는 체질적인 차이가 있다. 이를테면 알코올 내성이 전형적인 것이다. 소주 한 병을 다 마시고도 태연한 사람이 있는가 하면, 한 잔만 마셔도 얼굴이 붉어지는 사람이 있다. 이것은 단순한 체질 차이일 뿐, 어느 쪽이나 모두 정상이다. '고혈압증', '빈혈증' 등도 그렇다. 높은 수치가 정상적인 사람, 낮은 수치가 정상적인 사람이 있는 것이다. 이처럼 다양한 것을 획일적으로 특정 수치에 맞춰 선을 그어 '이상(비정상)'이라고 판정하는 것이야말로 광기라고 할 수밖에 없다.

이와 같은 의료범죄는 긴급구호 현장에서도 예사로 행해지고 있다. 대량출혈이라면 외과 의사는 맨 먼저 '수혈!'하고 외칠 것이다. 대량의 혈액이 환자에게 주입된다. 증상이 급속히 악화되고 GVHD가 발생했는데도 담당의사는 알아차리지 못한다. 그래서 계속 수혈을 하고 혈액제제가 추가되지만, 병세는 급변하여 마침내 환자는 숨을 거둔다. 의사는 진료기록카드에 이렇게 기록할 것이다. "교통사고에 의한 대량출혈로 사망함……."

"GVHD는 간호교육을 통해 배웠습니다."

어떤 간호사가 불쑥 한마디를 내뱉었다. "그 때문에 사망하는 환자가 많은 겁니다. 어떤 아이이던가, 아주 건강한데도 수혈을 했더니 순식간에 갑자기 사망했습니다. 그것은 틀림없이 GVHD입니다."

그러나 의사가 진료기록카드에 GVHD라고 기록하는 법은 거의 없다. 그것은 중대한 의료과실을 의미하기 때문이다.

수혈로 생존하여도 기다리는 것은 처절한 삶뿐이다

수혈피해자는 GVHD가 발생하면 거의 100% 사망한다. 통상적으로는 앞서 언급한 증상으로 고생하기도 전에 사망해 버리는 경우도 많다. "최선을 다한 치료에도 불구하고 질병과 부상의 악화 때문에 구해낼 수 없었다."고 처리되고 있을 뿐이다. 하지만 사실은 그 의료행위 자체가 환자를 죽이고 있는 것이다.

교통사고 등에서 살아남아도 맨 먼저 기다리는 것은 무시무시한 수혈 부작용이다. GVHD의 발생으로 몸은 면역부전(免疫不全)의 소용돌이에 휩싸여 이제 더 이상은 살아남을 수 없다. 수혈 문제를 조사해 온 도쿠가와 히데아키 씨는 이렇게 말한다.

"수혈을 대량으로 한 경우, 몸속에서는 내출혈이 진행됩니다. 쥐약을 먹여 몸속에 내출혈을 일으켜 죽이는 것과 똑같은 상태가 수혈로 인해 발생하게 됩니다. 수혈을 받은 환자는 괴로워 몸부림치며 뒹굴다가 처절하게 죽어갑니다. 물론 이러한 결과는 질병과 부상 악화에 의해 죽은 것으로 처리되기 때문에 아무리 세월이 흘러도 사회적으로 문제가 되는 일은 없습니다. 왜냐하면, 매우 중대한 부작용 정보가 집중되는 적십자사가 위험정보를 계속 철저히 은폐하고 있기 때문에 이토록 오랫동안 처참한 수혈 부작용이 계속되고 있는 것입니다."

GVHD에 의한 사망은 수혈로 인한 최악의 의료과오이다. 그것을 정직하게 보고할 의사가 과연 몇 명쯤이나 있을까? 자신의 '의료실수'를 감독관청인 후생노동성에 자발적으로 신고할까? 보고할 의무도 없고 벌칙도 없다. 미국에서 부작용 사고에 관해 보고하는 의사는 10%도 안 된다고 한다(미국 질병예방관리센터 CDC의 보고). 또 다른 미국 정부기관에 의하면 많은 의사가 부작용 사고에 대한 보고를 하지 말도록 훈련받고 있어서 실제 보고는 1% 이하라고 한다. 이러한 전례에 비춰보면 GVHD의 실제 발병 건수는 보고된 사례의 100배라는 소름끼치도록 무시무시한 수치가 될 것이다.

다음의 그래프는 1993년 이후 일본적십자사 중앙혈액센터에 보내온 GVHD 보고(1998년 이후는 방사선조사(照射) 등의 '대책'이 취해지게 되었다. 이 '대책'의 문제점에 관해서는 제3장에서 기술함)이다.

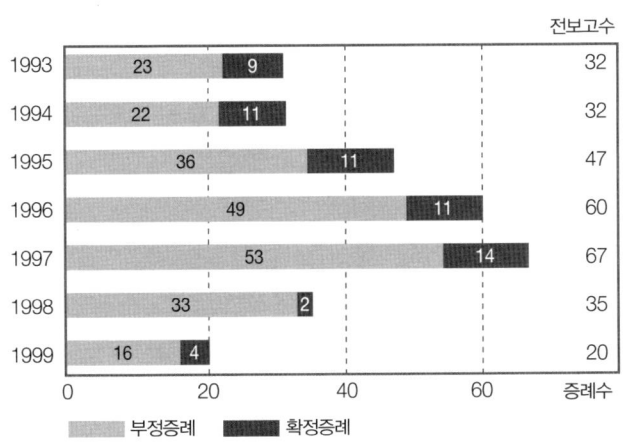

수혈후 GVHD(의심)증례 보고수치와 확정수치 추이
(일본적십자사 중앙혈액센터 의약정보부 데이터)

'부정증례(否定症例)'와 '확정증례'를 따로따로 분류하고 있는 것은 도저히 이해가 가지 않는다. '가능한 한 부정하고 싶다'는 일본적십자사의 장삿속과 관련된 것임을 알 수 있다. 보고자가 1%만 보고한다면 적어도 그것의 100배만큼 GVHD 희생자가 발생한 셈이 된다. 최대 6700명에 이르는 참으로 끔찍한 수치다.

흡혈 비즈니스는 멈출 줄 모른다

"발병하면 반드시 죽는다."

의학계에서도 GVHD에 대한 공포가 확산되기 시작했다. 아마 쇼와 천황의 급격한 사망사건 이후부터일 것이다. 그와 같은 무시무시한 부작용을 알았더라면 수혈과 혈액제제의 투여 따위는 도저히 할 수 없다. 그러나 '혈액'은 제약회사와 병원에 막대한 수익을 가져다준다. 의학계에는 '블러드 다이아몬드(Blood Diamond)'라는 은어가 있다. 즉 "혈액은 다이아몬드만큼 돈벌이가 된다."는 의미이다.

혈액 원료는 부족한 법이 없다. 가난한 개발도상국으로부터 매혈을 통해 공짜나 다름없는 싼값에 대량으로 사들일 수가 있다. 그것을 커다란 풀장 같은 곳에 모아서 혈액제제 등의 원료로 한다고 한다. 문자 그대로 새빨간 풀장이 존재하는 것이다. 누구로부터 채혈한 것인지 알 수 없는 수천, 수만 명의 혈액이 섞인 풀장에서 '가공'을 기다리고 있다. 거기서 특정한 성분이 추출되어 '혈액제제'라는 고액의 의약품으로 둔갑한다. 1g당 약 7백만 엔이나 되는 혈액제제도 있다. 의료 마피아에게는 이런 노다지 사업을 중단할 하등의 이유가 없다. 참으로 흡혈 비즈니스라는 호칭이 잘 어울린다.

GVHD, 방사선, 항응고제로 인한 출혈 위험성

왜 수혈하는가? 그것은 출혈 때문이다. 그럼 왜 출혈이 일어나는 것일까? 그것은 수혈했기 때문이다. 참으로 당당한 순환논리이다.

수혈이 출혈을 가속화 한다-그 뜻밖의 사실을 의사도 환자도 모른다. 적십자사가 계속 은폐하고 있기 때문이다. 수혈이 출혈을 일으키는 원인에는 세 가지가 있다.

① **GVHD** : 앞서 언급한 치명적인 부작용으로서, 발병하면 적혈구, 림프구, 혈소판 등의 혈구세포가 모두 사라져 버린다. 혈소판도 격감하기 때문에 출혈이 멎지 않게 되는 것이다.

② **방사선조사** : GVHD를 방지하기 위한 방사선조사가 혈소판을 파괴해 버린다. 혈소판이 사멸된 혈액은 응고되지 않고 온갖 장기와 조직에서 출혈이 시작된다(제3장에서 상세히 기술함).

③ **항응고제** : 수혈을 하려면 혈액이 주사바늘을 통과해야 한다. 그러나 헌혈자의 신선한 피는 몸 밖으로 나오면 즉시 혈소판 작용으로 응고된다. 그렇게 되면 주사바늘이 막혀 수혈을 할 수 없게 된다. 그래서 혈액이 원활하게 주사바늘을 통과하도록 수혈액에는 '항응고제'가 혼합되어 있다. 수혈을 받는 것은 '항응고제'가 들어 있는, 즉 잘

굳지 않는 혈액을 주입받는 것이다. 거기에는 혈액이 굳지 않게 하는 약제가 첨가되어 있다. 그러므로 수혈을 하면 출혈이 멎지 않게 된다. 결국에는 거듭해서 수혈을 하지 않으면 안 되는 아이러니컬한 현상이 발생한다.

수혈에는 수많은 위험성이 감춰져 있다

그리고 수혈·혈액제제에는 수많은 부작용이 존재한다.

① **수혈관련급성폐장애(TRALI)** : 사망률은 10% 이상이다. 많게는 수혈 1~2시간 후에 발증한다. 폐수종을 수반하는 호흡곤란으로 인해 급사하는 경우가 많다. 발열 및 혈압저하를 수반하는 수도 있다. 원인의 한 가지로는 방사선을 조사한 수혈액의 혈구 사체를 생각할 수 있다. 방사선을 조사한지 1주일 정도 지나면 혈구 염색체가 갈기갈기 찢겨져 사멸한다. 그 사체가 폐포(허파꽈리)의 말초혈관을 막아 급성폐장애를 일으켜 호흡곤란이 오는 경우가 보고되어 있다.

② **심부전** : 수혈관련순환과부하(TACO)라고 한다. 수혈 후 6시간 이내의 발생이 많다. 많은 양의 수혈을 하면 이 심부전을 일으킨다. 호흡곤란, 빠른 맥박, 혈압상승 등을 수반한다.

③ **수혈성급성신장애(輸血性急性腎障碍)** : 수혈한 혈액 속에 섞여 있는 혈구 사체가 신장의 말초혈관을 막으면 수혈성급성신장애가 되어 최악의 경우 급사한다.

④ **폐수종** : 이것은 폐에 물이 고이는 질병이다. 역시 수혈로 발생한다.

⑤ **패혈증** : 혈액 속에 엘시니아균 등의 병원균이 번식하여 혈액이 '부패'되는 질병이다. 발생하면 1주일 정도 후에 사망한다. GVHD도 말기에 패혈증 증상을 일으켜 죽음에 이른다.

⑥ **프리온**(prion) : 이것은 병원체 단백질이다. 광우병의 감염원으로 알려져 있다. 뇌가 스펀지 상태가 되어 사망한다. 크로이츠펠트 야곱병도 동일한 질병이다. 역시 프리온 감염으로 발생한다. 수혈은 프리온 감염의 매개체도 된다.

⑦ **에이즈**(HIV) : 미군의 생물병기로 개발된 인공 바이러스이다. 성행위 이외에도 수혈과 혈액제제로 인해 대대적으로 감염이 확산되었다. 이것은 수혈로 인한 에이즈 사건으로 널리 알려져 있다.

⑧ **용혈반응** : 부적합한 혈액형을 수혈하면 발생한다. 혈구가 녹아버리는 치명적인 반응이 발생한다.

⑨ **혈관내응고** : 정식으로는 파종성 혈관내응고(播種性血管內凝固/DIC)이다. 혈소판 수치의 급격한 저하에 의해 발생하는 증상이다. 출혈 경향이 강해진다.

⑩ **아나필락시**(anaphylaxis) : 수혈 받은 혈액으로 인해 강한 알레르기 쇼크를 일으킨다.

⑪ **세균감염증** : 세균에 오염된 혈액을 수혈한 경우에 발생한다. 최악의 경우 패혈증(敗血症)으로 악화되는 수도 있다.

⑫ **바이러스감염증** : 수혈로 인해 각종 병원성 바이러스에 감염된다. 간염, 에이즈가 대표적인 것이다.

⑬ **간염** : 수혈에서 피할 수 없는 것이 매혈자로부터 옮는 감염증이다.

특히 외국에서 수입하는 혈액에는 크나큰 위험이 뒤따른다. 그처럼 위험한 수만 명 분량의 혈액을 풀장 같은 곳에 저장한다. 혈액은 그야말로 병원체의 '붉은 수프'로 둔갑한다. 수혈성 간염 중에서 가장 많은 것이 C형 간염이다.

제약회사는 이러한 부작용들을 인정하지 않는다. 그리고 의사도 그 사실을 인식하지 못하고 있다. 그 때문에 이러한 부작용이 일본 국내에서 많이 발생하고 있음에도 불구하고 대부분의 경우가 **'수혈이 원인'이라고는 의심받지 않은 채 '병세의 급변' 등으로 기록되어 처리되고 있**는 실정이다.

일본의 3대 수혈 사건

일본에서의 수혈의 역사를 살펴보면 신문에 대서특필된 3대 사건이 있다.

(1) 매독감염 사건

1948년, 도쿄대학병원의 분원인 산부인과 병동에서 수혈로 인해 대규모 매독감염 사건이 발생하였다. 이 사건은 그때까지 병원에서 채혈하여 수혈하는 '즉석 수혈'에서 관리된 '보존혈액'을 수혈하는 방식으로 혈액의 유통구조를 바꾸는 계기가 되었다.

(2) 라이샤워 사건

1964년, 그 당시 주일 미국대사였던 E 라이샤워가 괴한의 습격으로 칼에 찔리는 사건이 발생하였다. 병원으로 이송된 대사는 수혈을 받았지만, 그 수혈액으로 인해 간염에 감염되고 말았다. 이 사실이 항간에 알려지자 세상은 떠들썩해졌다. 이 사건을 계기로 그때까지 행해지던 민간 매혈에 의한 혈액은행의 혈액 공급 시스템이 폐지되었으며, 수혈 시스템은 일본적십자사에 의한 헌혈제도로 바뀌게 되었다. 이 사건은 결과적으로 혈액 비즈니스를 일본적십자사의 독점사업으로 전환시키는 계기가 되었다.

(3) 에이즈(AIDS) 부작용 사건

1985년, 혈우병 환자들을 엄습한 비극적인 사건이다. 그 당시에는 혈우병 치료약으로써 많은 비가열제제가 사용되고 있었다. 그러나 이러한 혈액제제의 원료혈액이 에이즈 바이러스(HIV)에 오염되어 있었기 때문에 혈우병 환자들에게서 감염이 속출하여 일대 사회문제가 되었다. 외국에서는 이미 가열제제로 바뀌었기 때문에 감염의 비극을 예방할 수 있었는데, 일본에서는 이러한 사실을 알면서도 어리석게도 에이즈에 오염된 비가열제제가 혈우병 환자들에게 투여되어 피해를 확산시킨 것이다. 이 피해를 호소하는 재판에서 후생노동성은 담당 공무원의 근무태만 책임으로 인해 유죄가 인정되었다. 이 사건을 계기로 헌혈에 의한 혈우병 치료약이 만들어지게 되었다.

이러한 사건들의 경위를 살펴보면 피해가 발생한 한참 후에야 간신히 대책이 강구되고 있다. 즉 희생자가 나와 세상이 소란스럽지 않으면 움직이지 않는다는 것이다. 일본인의 보수적인 기질이 잘 나타나 있다.

"냄새가 나는 것에는 뚜껑을 덮는다.", "모르는 게 약이다." 등과 같은 무사안일주의 기질을 개선하지 않는 한, 피해와 비극은 끝없이 계속될 것이다.

환자를 속이는 '수혈설명서'

수혈하기 전에 환자에게 서명하게 하는 '수혈설명서'도 지극히 악질적이다. 거기에는 이러한 내용이 기록되어 있다.

2 : 수혈에 즈음하여 발생할 수 있는 부작용

헌혈자에게는 상세한 문진, 혈액형, 바이러스 등의 감염증 검사를 하고 있습니다. 또 혈액의 보존, 관리, 사용법 등에 관해 최선의 방법으로 대처하고 있으며, 그로 인해 수혈의 안전성은 최근 10년 동안에 현격하게 향상되었습니다.

그러나 수혈 부작용과 수혈에 따른 합병증은 전무하다고는 할 수 없습니다. 부작용 발생률은 대략 다음과 같습니다. (약 10팩 수혈을 기준으로)

① **수혈 후의 간염(주로 C형)** : 2천분의 1
② **에이즈** : 2만분의 1이하(일본에서는 검사 개시 후, 확실한 보고는 아직 없습니다)
③ **수혈성 이식편대숙주병(GVHD)** : 2만분의 1~10만분의 1

④ **용혈반응** : 경증 100분의 1~중증 1만분의 1

⑤ **알레르기, 두드러기, 발열** : 20분의 1~100분의 1(과민증 등의 중증형은 약 1만분의 1)

언뜻 보기에는 수혈 부작용은 현저하게 적어 보인다. 환자는 안심하고 의사가 권하는 대로 수혈동의서에 서명한다. 하지만 문제가 간단하지 않다.

일본 사카구치 후생노동성 장관이 간염 10%라고 증언하다

이를테면 간염 확률에 주목하기 바란다. 2천분의 1, 즉 0.05%가 된다. 뒤에 10팩이라고 기록되어 있기 때문에 1팩이라면 그 10분의 1인 2만분의 1이 된다. 적은 양의 수혈이라면 대부분 '0'이 되는 셈이다.

그러나 일본 미에현 적십자사 혈액센터 소장과 후생노동성 장관을 역임한 의학박사 사카구치는 공식석상에서 이런 발언을 하였다.

"내가 후생노동성에 재직했을 당시에는 수혈 받은 사람의 50%가 수혈 후 간염에 걸렸습니다. 그것을 헌혈로 전환하였는데도 좀처럼 30% 이하로 내려가지 않았습니다."

그는 인터뷰 마지막에 이렇게 대답하였다.

"내가 만든 제도를 도입하여 10% 정도까지는 내려갔다고 생각하지만, 좀처럼 그 이하로는 내려가지 않습니다."

즉, 간염 감염증이 10%나 발생하고 있다는 사실을 후생노동성 장관을 역임한 사람이 인정하고 있다. 설명서의 2천분의 1은 200배나 희석한 완전한 거짓말인 것이다.

앞서 언급한 대로 닛케이신문에서는 'GVHD도 600명에 1명꼴로 발생'이라고 보도하고 있다. '설명서'의 2만분의 1~10만분의 1이 날조된 수치라는 것은 어린애도 다 아는 사실이다. 한 가지 사실을 보면 열 가지 사실을 알 수 있듯이, 거짓말투성이인 '설명서'에 속아서 환자와 가족은 수혈동의서에 서명하고 만다.

수혈로 악화시켜서 돈벌이를 하는 의료 비즈니스 시스템

앞서 언급한 토쿠가와 히데아키 씨는 그 배경을 이렇게 해설한다.

"일설에는 '수혈제제는 코스트가 비싸고 돈벌이가 되는 상품이 아니다.'라는 이야기가 있습니다. 그러나 수익 시스템은 단독 수익만이 아닙니다. 의료산업에 있어서 발병제, 발암제를 사용하여 환자가 늘어나게 하는 것이야말로 거대한 수익을 창출하는 시스템이 되는 것입니다. 일례를 들자면, 세계에서 가장 많이 팔리고 있는 항암제로 발암성이 40~50배나 되는 머스터드 가스(mustard gas)로 만들어진 '시크로호스파미드(엔도키산)'는 유방암 등에서는 투여량의 80% 가까이를 독점한 장기 베스트셀러 상품입니다. 이 발암제의 가격은 1병에 320엔(한화로 약 3,200원)으로 단일 제품으로는 가격이 싸기 때문에 이 상품 단독으로는 제약회사나 병원에 돈벌이가 되는 것은 아닙니다. 그러나 머스터드 가스의 엄청난 발암성 때문에 환자의 암이 악화되면, 그 다음부터는 다른 항암제와 폭리 치료라는 상품이 날개 돋친 듯이 팔립니다.

수혈로 인해 발병된 간염 등은 죽는 날까지 인터페론제 등 다양한 약제가 정기적으로 팔리는 '자동판매기'가 됩니다. 비록 단독으로는 수익이 나지 않는다 하더라도 그것이 불러일으킨 다른 질병의 치료라는 명목으로 발생하는 수익은 엄청나게 많아지는 것입니다. 즉, 수혈제제도 머스터드 가스 항암제도 사용하는 목적은 동일합니다. 수혈로 다른 질병을 일으켜서 의료 노예로 만들고 그다음 단계에서 거대한 수익을 창출하는 것입니다."

이러한 표현을 극단적인 논조라고 생각한다면 당신은 아직도 의료 마피아에 의한 '세뇌'에서 깨어나지 못하고 있는 것이다.

돈벌이에만 치중하는 오늘날의 의료계

그것은 아토피에서부터 암 치료, 백신에 이르기까지 모든 의료와 관련되는 것이라고 할 수 있다.

부작용이 생기는 치료를 하게 되면 이번에는 그 부작용 증상으로 돈벌이를 할 수 있다. 감자나 고구마를 캘 때 주렁주렁 딸려 나오는 모습을 연상하게 한다. 처음엔 달콤한 미끼를 던지고 그것을 이용하여 환자가 죽는 날까지 무한정 돈벌이를 할 수 있다. 그것이 현대 의료의 정체인 것이다.

미국의 양심적인 의사 R · 멘델슨은 "현대 의학의 신은 사람을 죽이는 사신이다."라고 고발하였다. "병원은 '죽음의 교회'이다." 그것은 옳은 말이다. 그러므로 1973년, 이스라엘에서 병원이 1개월 동안 총파업을 하자 그 나라의 사망자가 절반으로 줄어들었고, 총파업을 끝내자 원래의 상태로 되돌아갔다(!)는 것도 당연하다. 미국인의 사망원인 1위가 '병원'이라는 사실도 당연한 결과이다.

환자의 생혈과 재산을 모조리 탕진시키는 '죽음의 신'들의 정점에 군림하는 것은 록펠러와 로스차일드 재벌이 좌지우지하는 초거대 의료 마피아이다. 이 점에 관해서는 9, 10장에서 자세히 설명하겠다.

PART 02

'수혈거부 사건'의 진상

우츠미 사토루(내과 의사)

> 수혈로 인해 면역력이 떨어지고
> 발암율이 현저히 증가하게 된다.

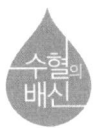

철저하게 감춰진 경악할 만한 사실

현재 일본에서만도 매년 약 120만 명이나 되는 사람들이 수혈을 받고 있다. 수술을 하면 으레 수혈을 하는 것이 당연하다고 생각하여 거의 대부분의 사람들은 수혈을 의심하는 일조차 없다.

그리고 방대한 수혈과 혈액제제라는 이권의 배후에서는 불필요한 치료와 위험도가 높은 혈액제제의 투여가 태연하게 행해지고 있다. 그로 인해 사망사고와 의원병이 다발하고 있음에도 불구하고 적십자사가 부작용 보고를 은폐하기 때문에 유가족은 물론 의사들도 수혈이 부작용의 원인이라는 사실을 깨닫지 못한 채 암흑 속에 갇혀 있다.

일본에서 제작된 드라마 '설득'에서 다루었던 그 유명한 여호와의 증인 '수혈거부 사건'에도 의학계의 보이지 않는 의도가 감춰져 있었다. 이 경악할 만한 사실 또한 어둠속에 묻혀 의료이권에 유리한 선전도구로 이용되고 있다. 그러나 실제로 그 사건의 진상을 밝혀보면 일반인들에게 알려져 있는 사실과는 다른 양상을 보여주고 있다. 이 사건에서 **어린이의 출혈량은 수술 검토 단계에서 추정한 0.5ℓ 정도로, 결코 대량출혈이라고 할 만한 것은 아니다. 이 정도의 출혈은 현재 일본의 기준에서도 수혈이 필요 없는 수술이 가능했다**는 것이다.

그 어린이의 치료를 담당했던 의사가 수혈에 집착했던 것은 당시의 후생노동성 수혈 가이드라인이 전 세계의 수혈에 관한 주요한 연구와 비교해 보아도 지나칠 정도로 너무 낮은 점(즉, 상태가 어떻든지 수혈을 하게 되는 기준이었음), 그리고 무엇보다도 현행의 가이드라인에 따르지 않으면 소송사건에 휘말릴 수 있다는 '두려움'이 가장 큰 이유였다.

먼저 제2장에서는 '여호와의 증인 수혈거부 사건'의 진상을 추적조사하면서, 의사들은 어떻게 생각하고 어떤 교육을 받고 있는지, 왜 그 어린이는 사망에 이르렀는지를 재검토해 보고자 한다.

드라마 '설득'과 수혈거부 사건의 거짓말이란?

그럼, 수혈거부 사건이란 어떤 것인가라는 의문부터 실마리를 한 가닥씩 풀어 보기로 하자. 그 전에, 나 자신은 '여호와의 증인'과는 아무런 관련도 없는, 굳이 말하자면 애니미즘(자연숭배) 사상에 가까운 사람이라는 점을 명확히 말해 두고자 한다.

이것은 '수혈거부'를 비난할 때엔 반드시 언급하게 될 정도로 이슈가 되었던 사건이다.

"부모가 수혈을 거부했기 때문에 결과적으로 어린이가 사망하고 말았다. 수혈만 했더라면……"라는 식으로 알려져 있었기에 나 역시도 처음에는 그와 같은 생각을 가지고 있었다.

이 사건은 1985년에 발생한 것으로, 당시 각종 매스컴에서 상당히 많이 다루어져 여러 가지 억측도 난무했다. 그리고 결과적으로는 여호와의 증인의 수혈거부 사상을 널리 알리는 상징적인 사건이 되었다.

수혈거부 사건의 진상을 검증해 보다

이 사건은 다양한 의료이권에 관련된 단체의 의도에 의해 일방적으로 편향된 보도를 했을 가능성이 높다. 그럼 사실은 무엇이며 보도 어디에 잘못이 있었는가를 검증해 보겠다. 사고내용은 《설득》(오이즈미 미츠나리, 1992년 1월 코오단샤 발행)에 상세히 기술되어 있다. 시간대 별로 요약하자면 다음과 같다.

16시 10분경 : A군이 4시 30분에 약속된 성경공부를 하기 위해 목적지를 향해 자전거로 출발.

16시 35분 : 시내도로에서 가드레일과 덤프트럭 사이를 빠져나가다 넘어져 양쪽 다리가 차에 깔리다. 즉시 119에 통보.

16시 38분 : 3분 만에 구급차 도착. 응급처치 시작.

16시 42분 : 구급차 도착 후 4분 만에 지혈대(止血帶)를 이용해 처치 완료. 의식은 또렷하여 구급대원의 질문에 또박또박 응답을 하다.

16시 56분 : S의과대학 구급센터에 도착. 의사의 첫 소견으로는 '양하지해방성골절(兩下肢解放性骨折), 입원 60일'.

17시경 : 출혈량 약 500cc로 추정되어 '한시라도 빨리 수혈이 필요하다'고 판단되다.

17시 30분경 : 수혈 및 긴급수술을 하기 전에 부모가 달려오다. 수술 동의서에 서명을 요구받지만, 수혈을 할 수 없다고 말하다. 의사는 부모에게 부상 상태를 보여 주다.

부모와 A군은 짧은 대화를 한다.

"괜찮아?"

"응"

"아버지가 곁에 있으니까 단단히 마음먹어라."

"응……아빠 미안해."

18시 지남 : 응급센터 소장이 전화로 아버지에게 설득을 시도하다. A군의 의식이 몽롱해지기 시작하여 인공호흡용 튜브가 장착되다.

19시 10분 지남 : A군의 인공호흡용 튜브를 벗기고 A군의 의사를 확인하려고 하다. 의식이 회복되지 않아 다시 튜브 장착.

19시 45분 : 집중치료실(ICU)로 옮겨지다.

20시경 : A군은 자발호흡을 정지. 동공도 열리다.

21시 18분 : A군 사망함.

응급처치로도 생존하지 못할 부상이었던가?

사건을 담당했던 가나가와현 경찰청 및 관할 경찰서는, 아버지에 대해서는 '보호책임자 유기죄'와 '미필적 고의에 의한 살인죄', 담당의사에 대해서는 '업무상 과실치사죄' '의사법 위반' 등의 혐의로 형사 책임을 검토한 결과 그들에게는 책임 추궁을 하지 않았다. 형사 책임을 지게 된 사람은 사고를 일으킨 덤프트럭 운전수뿐이고, 그의 죄목은 '업무상 과실치사'로 벌금형에 처해졌다.

감정한 바에 의하면 사고 그 자체에 의한 부상이 크고, 좌멸증후군(挫滅症候群, crash syndrome)을 일으켰다고 한다. 그것이 급성신부전으로 이어져 사망의 원인이 되었다. 경찰은 수혈을 했더라도 살아나지 못했을 가능성이 있다는 최종 판단을 하였고, 사고 자체가 컸기 때문에 죽음에 이르렀다는 결론을 내렸다. 그 점은 다음의 신문 기사에서도 알 수 있다.

경찰은 수혈거부와 사망과의 인과관계에 관해 가나가와현 경찰의에게 감정을 의뢰, 금년(1988년) 1월 31일, "A군(신문기사에서는 실명임)은 수혈을 받았다 할지라도 반드시 생명이 구조되었다고는 할 수 없다."는 내용의 감정서가 제출되자 이것을 접수하고 부모와 운전수의 형사 책임을 검토하였지만 "부모에게 보호자 유기치사 등의 형사 책임을 묻는 것은 곤란하다."는 결론에 도달하여 덤프트럭 운전수만을 '업무상 과실치사' 혐의로 검찰에 송치하기로 하였다. (마이니치신문, 1988년 3월 10일)

여러 의사들의 증언

응급처치를 담당했던 의사는 어떻게 생각하고 있었는지 《설득》이라는 책에서 인용해 보고자 한다.

"최선을 다해 치료를 했는데도 목숨을 구하지 못했습니다. 어쩔 수 없었다면 어느 정도 체념이 되지만, 나는 지금도 그 시점에서 수혈을 했더라면 100% 살았을 것이라고 분명히 확신합니다. 그러므로 … 아쉽네요. 병원에 온지 1시간 이내에 수혈을 했더라면 살아날 확률이 충분했기 때문이죠…. 시간을 많이 너무 많이 허비했다고 생각합니다. 그 2시간 30분을 오로지 수혈을 하느냐 마느냐 하는 그 문제 때문에 말이죠. 사실은 말이지 그 2시간 30분이 그의 생명을 빼앗았다고 생각합니다."

외과 의사로서 여호와의 증인의 무수혈 수술을 해 온 오가네 나루히코 씨는 자신의 저서 《무수혈 수술》(1998년 11월 사이로사 발행)에서 이렇게 말하고 있다.

"제3자의 무책임한 비판이라고 비난받을지도 모르겠지만 이 진단 결과로 판단하자면, 어차피 그렇게 된 바에는 응급상황에서 정형외과 의사는 즉시 '무수혈 수술'에 착수했어야 되지 않았나 생각한다."

의사의 말과 책에 묘사된 상황으로 판단하건데 미국의 잉글우드 병원에서처럼 응급처치가 신속하게 행해졌더라면 A군은 구명되었을 가능성이 높았다고 유추할 수 있다.

　병원으로 이송되어 온 A군은 의식이 또렷하여 의사의 질문에 또박또박 응답이 가능했고 의사도 아주 심각한 사태라고는 생각하지 않았던 것 같다. 그러나 부모를 '설득'하느라 결과적으로 방치되어 있는 시간이 너무 길었기 때문에 상태가 점점 악화되어 소변이 나오지 않는 등, 신장 기능도 작동하지 않게 되었다.

　이 상황으로 판단하건데, '설득'하는 데 4시간이나 허비하면서 수술에 착수하지 않았던 점이 신장 등의 장기 기능을 악화시켜 혈압이 떨어졌고 사고가 난지 5시간 후에 사망에 이르렀을 가능성이 높다.

　부모는 비록 수혈은 거부했지만 응급처치를 거부한 것은 아니었다. 오히려 "한시라도 빨리 치료해 달라."고 간절히 애원했다. 이 점에 대해 병원 측은 "수혈을 인정하지 않는다면 치료를 하지 않겠다."는 방침이었다. 결과적으로 A군은 사망했고 그 원인으로 '수혈거부'가 비난의 대상이 된 셈이다.

　여기서의 중요한 문제는 어느 쪽의 주장과 행동이 의학적으로 옳고 어느 쪽이 잘못되었는지를 검증하는 것이다.

여호와의 증인의 '수혈거부'는 옳았다

사실은 그때 여호와의 증인인 부모는 외국의 최첨단 치료 가이드라인과 지침이 되는 "무수혈로 수술해 주기 바랍니다."라는 의견서를 제출하였다.

이 책에서도 앞으로 차차 언급하겠지만, 이것은 결과적으로 보면 가장 올바른 방침이었으나 의사들이 무수혈 수술에 대한 지식이 없었기 때문에 그것을 받아들일 수가 없었다.

이 사건은 의료이권 세력이 획책하는 세뇌에서 벗어난 상태에서 검증해 보면 '설득'의 대상은 그 부모가 아니라 의사 쪽으로 입장이 뒤바뀌게 된다. 즉, 사실을 말하자면 "무수혈 수술로도 목숨을 건질 수 있으니 빨리 수술해 주십시오."하고 부모와 여호와의 증인 신자들로부터 설득당하고 있던 것은 오히려 의사들이었던 것이다.

그리고 결과적으로 "수혈하지 않아도 괜찮다."는 설득이 의학적으로 옳았다. 이 점은 오늘날의 치료가이드라인으로 판단해 봐도 그렇다.

이를테면 후생노동성과 일본적십자사가 제시한 '혈액제제의 사용지침'(개정판)에는 이렇게 기록되어 있다.

"급성출혈에 대한 대응(주로 외과적 대응)에서, 순환혈액량의 20~50%의 출혈에 대해서는 인공교질액(人工膠質液/HES = 히도로키쉐칠전분, 텍스토란 등)을 투여한다."

이해하기 쉽게 말하자면 20~50% 정도의 출혈량은 '인공교질액'으로도 대응이 가능하다는 것이다. 이것은 2014년인 지금도 통용되고 있다.

이 사건으로 사망하게 된 아이의 총 출혈량은 사고가 난지 50분이 지난 시점에서 의사들의 추정으로 500cc 정도였다. 즉, 수술을 하려던 17시의 출혈량은 순환혈액량의 약 20%로, '혈액제제의 사용지침'에서도 수혈할 필요 없이 교질액으로 충분히 대응이 가능한 범위이었다.

의사로서는 혈액량에 여유가 없으면 수술이 불가능하다(사실은 이것 자체가 가장 잘못된 해석이지만……)고 하겠지만 수술을 검토하고 있던 시점에서는 아무리 적게 어림잡아도 1000㎖ 가까이 여유가 있는 셈이었다. 즉 무수혈 수술을 하여도 목숨을 구할 가능성은 충분히 있었던 것이다.

개정된 지금의 치료 가이드라인이라면 수혈에 집착할 필요가 없을 뿐만 아니라 수혈할 필요도 없었다.

A군은 '살고 싶다'고 호소했는가?

더군다나 매스컴의 보도에서는 사망한 A군이 "살고 싶다."고 호소했다고 되어 있다. 이것이 수혈거부를 한 부모에 대한 과격한 공격의 빌미가 된 셈이지만, 사실은 《설득》이라는 책의 저자인 오이즈미 미츠나리 씨가 관련된 의사들을 인터뷰 형식으로 조사했더니 실제로는 아무도 그런 말은 듣지 못했다고 한다.

이것도 지금 다시 생각해 보면 이해할 수 있다. 여호와의 증인들은 단순히 종교심만으로 수혈을 거부하고 있는 것이 아니라 과학적으로도 고려하고 있었으며, 더군다나 그것을 자녀들에게도 가르치고 있었기 때문이다. 그것은 부모의 말에는 동의했지만 의사의 호소에는 동의하지 않았다는 점으로도 짐작할 수 있다. 이것은 교리에 의한 '세뇌' 따위가 아니라 과학적인 근거가 있어서 본인 자신이 납득하고 선택했다는 사실을 보여주고 있다.

환자에게 '수혈동의서'를 요구하는 이유

그리고 이 사건에는 더욱 중요한 검증 포인트가 있다.

그중의 한 가지는, 이러한 긴급한 대형 사고에서조차도 부모의 '수술 동의'를 못 얻으면 수혈을 할 수 없다는 의료규정이 왜 있는가? 라는 점이다.

또 한 가지는, 수혈을 거부당한 경우에 또 다른 선택사항이 준비되어 있지 않은 것은 무엇 때문인가? 하는 것이다. 사실은 여기에도 수혈을 둘러싼 흑막이 광범위하게 관련되어 있다는 점을 눈치 챌 수 있지 않을까?

사고에 의한 출혈일지라도 '수혈동의서'가 필요한 것은, 수혈에는 이 책에서 언급하는 위중한 감염증과 후유증이라는 다양한 위험성이 있으며 끊임없이 트러블이 발생할 가능성이 높다는 사실을 일본적십자사도 병원도 알고 있었기 때문이다.

사실 간염 등을 포함한 수혈제제에 의한 엄청난 부작용이 해결되지 않고 있기 때문에 수혈 후유증으로 고생하고 있는 사람이 대단히 많다. 만약 '수혈동의서'의 설명처럼 정말로 위험 부담이 지극히 낮다면 출혈 시에 일일이 동의서를 쓰게 할 필요는 없다. 환자가 사느냐 죽느냐 하는 판국에도 오로지 동의서에만 집착하는 이유는 혈액제제의 부작용을 알고 있다는 것을 의미하는 것이다.

또 다른 선택사항은 왜 준비되어 있지 않은가

그런데 또 하나의 의문점은 '다른 선택사항은 어째서 준비되어 있지 않은가'라는 것이다.

이 사건만이 아니라 다양한 신앙을 가진 사람들을 접하는 곳이 병원이므로 '수혈거부'를 당한 경우 대처할 수 있는 다른 선택사항을 준비해 두는 것이 일반적인 상식이 아닐까?

'여호와의 증인 수혈거부 사건'에서도 수혈을 거부당한 후에는 A군이 사망할 때까지 여러 시간 동안 수혈을 받도록 설득하는 일에만 매달려 있었다. 수혈을 거부당한 경우 다른 수혈 대체액을 준비해 두었다가 사용하는 대응 매뉴얼을 사전에 준비해 두는 것이 당연한 것이다. 그런데 이 사건이 발생했을 당시에는 다른 병원들도 비슷한 상황이었다. "부작용으로 사고가 생겨도 인정한다."는 승낙을 요구하면서도 수혈 이외의 다른 선택사항이 준비되어 있지 않았다.

다른 방법을 고려하지 않는 이유는 의료 현장에서는 "반드시 수혈한다."는 결론이 처음부터 정해져 있었기 때문이다. 그리고 현장의 의사들은 그 이외의 방법이 있다는 사실조차 전혀 모르고 있다. 수혈은 혈액이권의 비즈니스 모델이기 때문에 처음부터 다른 선택사항 따위는 준비할 필요가 없는 것이다.

이렇게 검증해 나가면, **필요도 없는 수혈을 끈질기게 권유받는 동안 생명을 구하기 위한 다른 적극적인 처치를 받지 못했던 A군은 보도된 것과는 전혀 다르게 완전히 의료이권의 피해자**라고 할 수 있다.

그럼에도 불구하고 항간에서는 사망원인이 수혈거부에 의한 것이라고 여겨지고 있다. 대부분의 사람들은 자신들이 의료이권 세력의 손바닥 위에서 놀아나고 있는 '어릿광대'라는 사실을 깨닫지 못하고 있다. 그리하여 지금도 환자는 수혈동의서에 억지로 사인을 하며 의원병을 만들어내는 비즈니스에 참여하도록 강요당하고 있다.

어쨌든 이런 곳에서부터 엄청난 세뇌가 버젓이 통용되고 있다는 점에 유의해 주기 바란다. 그러나 수혈에 관한 수수께끼를 추적해 가다 보면 훨씬 더 비상식적이며 믿어지지 않는 내용을 몇 가지 발견할 수 있다.

아래에서 수혈 트러블에 관해 좀 더 깊이 있는 추적조사를 해가고자 한다.

의사들은 소송을 두려워한다

의료 현장에서의 '수혈거부'로 인한 트러블은 일본에서도 30여 년 전부터 있어왔다. 그러나 그 당시에는 여호와의 증인 신자도 얼마 안 되었고 커다란 화젯거리가 된 적은 없었다.

이 문제를 일약 유명하게 만든 것은 앞서 언급한 수혈거부 사건이지만 일본의 의학, 법학 관계 문헌에 최초로 등장하는 수혈거부 사건은 1973년, 마취과의 M의사가 48세의 궤양성대장염 환자를 치료한 경우인 것 같다. 수술을 앞둔 환자가 수혈을 거부하자 M의사는 전해질(미네랄)액 1000㎖를 사용하여 수혈을 하지 않고 수술을 끝마칠 수가 있었다고 한다. M의사는 그 경험 후, 수혈거부 문제에 관해 미국의 마취과 의사이며 법률가이기도 한 도넷의 견해를 소개하고 있다. 그 내용은 다음과 같이 요약된다.

① 긴급 수술이 아닌 경우, 가장 좋은 방법은 수혈을 안 하는 것이다.
② 긴급 수술의 경우, 상황에 따라서는 환자의 동의를 얻지 못해도 수혈을 한다. 수혈을 하지 않을 경우에는 법원으로부터 허락을 받아 둘 필요가 있다.
③ 어린이의 경우, 부모의 동의를 못 얻으면 법원의 허락을 구한다.

M의사는 깊이 세뇌된 '수혈은 필요하다고 생각하는 서양의학의 의사'이지만 나도 과거에는 내과 의사였기에 이와 같은 개념은 쉽게 이해할 수 있다. 위의 요약 내용을 통해 이면을 들여다보면,

① 의사에게 있어서 교과서의 세뇌는 가장 강력하다는 사실
② 성실한 의사라면 보다 좋은 치료방법을 숙고하며 고민한다는 사실
③ 의학의 불확실성에서 오는 소송에 대한 두려움

등을 알 수 있으며, 이전의 나를 포함하여 거의 모든 의사에 관해서도 마찬가지라고 할 수 있다.

의사는 소송을 두려워한다. 특히 일상적인 일이 아닌 의료행위를 한 경우는 더더욱 그렇다. 부작용이나 오진, 의료과오가 빈번히 발생하고, 의료가 사람을 치료하는 행위가 아니라 완전히 살인과 돈벌이로 타락해 버린 오늘날의 의료 실태를 생각하면 의사들이 소송의 대상이 되는 것은 당연한 것인지도 모르겠지만, 한편으로는 진정으로 양심적인 의사들이 해야 할 일을 할 수 없게 만든다는 악순환도 존재한다. 그리고 그 악순환을 만들어내고 있는 것은 의사의 성격이나 기량 같은 것이 아니며, '시민 한 사람 한 사람의 의식'과 '의학교과서와 교육이 애초부터 잘못되어 있다'는 사실을 고려해야만 한다. 확실히 수혈에 관한 이야기는 악질적인 이권세력에 속아 넘어간 첫째가는 사례라고 할 수 있다.

수혈 실태와 가이드라인

나 자신도 그랬었지만, '**교통사고 등으로 대량출혈했다.**' → '**수혈해야 한다.**'라는 사고방식이 **세뇌의 최대 쟁점**이다.

사실은 이 책에서 지적하고 있는 점을 지인인 구급의, 그것도 최첨단의 교육을 하고 있는 구급전문의에게 질문한 적이 있다. 이름은 여기서 밝히지 않겠지만 그 대답은 "대체로 이 책의 내용에 동의한다."는 것이었다. 단, 그 구급의학과 전문의는 아직 완전한 수혈 부정론자는 아닌 것 같다는 점을 여기에 밝혀 두고자 한다.

첫째로 구급의학의 세계에서 현재 화제가 되고 있는 것 중의 하나는 "출혈 구급시에는 피가 묽은 편이 인체에 폐해가 적고 소생률과 치료율이 높다."는 사실에 대한 의문이라고 한다.

즉, 구급이라는 위급상황에서 인체반응이 항진(亢進)하고 있는 경우, 피가 너무 진하면 혈전증(血栓症) 위험과 그 밖의 폐해가 더 심해진다는 것은 구급의학에서도 상당히 연구가 진척되어 있다. 실제로 뇌경색 등에서는 '혈액희석요법'이라 하여 고의적으로 혈액을 묽게 하는 요법이 있을 정도이다. 혈액이 묽으면 진한 상태보다 모세혈관을 통과하기 쉽다는 점을 이용한 치료이다. 그러나 아직도 현장의 의사 대부분은 '실혈했다.'→'수혈한다.'는 사고방식에 젖어 있다.

의학참고서에서는 어떻게 설명하고 있는가

이 책을 집필하는 동안 예전에 내가 사용했던 오래된 참고서를 꺼내 읽어 보았다.

그 참고서는 《year note 2000》, 즉 2000년에 발행된 것이다. 이 《year note》는 의사라면 누구나 알고 있는 참고서이며 내과와 외과 영역을 간결하게 정리한 것으로서 국가시험 대비용으로도 흔히 이용되고 있다. 전문서적만큼 자세하지는 않지만 에센스가 포함되어 있다는 점에서 이 책을 자주 사용하며 참고하고 있다. 이 사실은 나와 후나세 슌스케 씨를 부정하는 의사들조차 인정하는 바일 것이다. 이 참고서에서 발췌하는 형식으로 수혈에 관한 초보적인 가이드라인을 소개하고자 한다.

이 《year note》의 수혈에 관한 항목을 내 나름대로 요약하면 다음과 같다.

① 수혈은 서양의학에서는 당연하다(수혈을 부정적으로 받아들이는 견해는 존재하지 않는다).
② 수술 전후의 Hb(혈구농도)를 8정도로 하라고 기록되어 있다(인체의 정상 수치는 13~15 정도).
③ 다양한 혈액제제(전혈(全血), 적혈구, 혈소판, 혈장, 알부민제제, 글로블린제제 등을 말함)가 있고, 그것들은 목적에 따라 사용한다.
④ 방사선조사와 수혈 승낙은 전제 중의 전제이다.
⑤ 수혈 부작용으로는 용혈, 알레르기 반응, 구연산중독(저칼슘혈증), 감염, 수술 후의 GVHD, 공기색전(空氣塞栓), 고칼륨혈증 등이 있다.
⑥ A, B, O, AB 등의 혈액형을 기록하는 것과 RH형에 관해 기록하는 것, 그리고 교차테스트(수혈자와 혈액 제공자의 적합성을 조사한다)의 중요성.

그밖에도 의학자가 아니면 이해하기 어려운 내용이 있지만, 그것은 이 참고서의 요점이 아니기 때문에 생략하고자 한다.
여기에 열거된 내용은 정확히 교과서 그대로이며 의학교육에 있어서 필수적인 내용이기에 의사들은 누구나 기억하고 있다. 그러나 이 내용들 속에 올바른 것과 잘못된 것이 섞여있다는 것을 간파할 수 있는 사람은 그리 많지 않다.

'혈액제제의 사용지침'에는 어떻게 되어 있는가

그밖에도 또 하나의 자료를 인용해 보고자 한다. 다음은 '혈액제제의 사용지침'(개정판)의 요약이다. 약간 전문적이기는 하지만 '매뉴얼'에는 어떻게 기재되어 있는지 읽어 보기 바란다.

(2) 급성출혈에 대한 대응(주로 외과적 대응)

- Hb 수치가 10g/㎗을 초과하는 경우는 수혈을 필요로 하지 않지만, 6g/㎗ 이하에서는 수혈은 거의 필수로 되어 있다. *Hb 수치만으로 수혈 개시를 결정하는 것은 적절하지 않다.

(3) 주술기(周術期)의 수혈

① 수술 전 투여

- 환자의 심폐기능, 원질환(原疾患)의 종류(양성 또는 악성), 환자의 연령과 체중 혹은 특수한 병태 등의 전신 상황을 파악하여 투여 필요성의 유무를 결정한다. (생략)

② 수술 중 투여

- 순환혈액량의 20~50%의 출혈량에 대해서는 인공교질액(히도로키쉐칠전분[HES], 덱스토란 등)을 투여한다. 적혈구 부족으로 인해 조직에 대한 산소 공급 부족이 염려될 경우에는 적혈구 농후액을 투여한다. 이 정도의 출혈량까지는 등장(等張) 알부민제제 (5% 인간 혈청 알부민 또는 가열인혈장단백(加熱人血漿蛋白))의 병용이 필요해지는 경

우는 적다. 순환혈액량의 50~100%의 출혈에서는 적절하게 등장 알부민제제를 투여한다. 인공 교질액을 1000㎖ 이상 필요로 하는 경우에도 등장 알부민제제의 사용을 고려한다.
- 순환혈액량 이상의 대량출혈(24시간 이내에 100% 이상)시, 또는 1000㎖/분 이상의 급속 수혈을 해야만 할 상황에서는 신선동결혈장(新鮮東結血漿)과 혈소판 농후액 투여도 고려한다.
- 통상적으로는 Hb 수치가 7~8g/㎗ 정도면 충분한 산소 공급이 가능하지만 관동맥질환 등의 심장질환 혹은 폐기능장애와 뇌순환장애가 있는 환자는 Hb 수치를 10g/㎗ 정도로 유지할 것을 권장한다.

등의 내용으로 되어 있다. (참고로 말하자면, 여기서 혈액의 '단위'에 관해 간단히 해설해두고자 한다. '혈액제제의 사용지침'에도 등장하는 '단위'라는 것은 수혈제제의 양을 가리키는 것이며, 일본에서는 200㎖의 헌혈로 만들어지는 양을 1단위로 표기한다.)

의사들은 이러한 가이드라인의 노예라서 당연히 조건반사적으로 이 지침대로 행동한다.

이 가이드라인에도 있듯이 대체적으로 많은 마취과 의사와 다른 의사들은 환자의 헤모글로빈 수치가 10 이하가 되면 빈혈을 치료하기 위해 수혈을 해야 한다고 염려한다.

내가 의사로서 대형병원에 근무하던 시절에는 10이라는 수치에 집착하지는 않았어도 7~8 정도에서는 고려해 볼 것을 권유했었다. 이것은 당연히 교과서에 따른 판단이며 의사에게는 조건반사적 자동반응으로서, 이전에는 나도 그중의 한 사람이었다.

여기서 현대 의학이 수혈을 하고자 하는 몇 가지 유형을 예로 들어 보겠다.

- 교통사고와 대량출혈 등으로 빈혈을 수반하는 경우
- 말기 암 등으로 만성빈혈을 수반하는 경우
- 단순한 빈혈 증상의 경우
- 항암제나 백혈병의 화학요법 등으로 빈혈과 혈소판 감소를 수반하는 경우
- 간경변과 말기 암 등으로 단백질(알부민) 저하가 인정되는 경우
- 감염증이나 면역력 저하 등으로 혈액제제(감마글로블린제)를 주입하려고 하는 경우
- 매우 위중한 간염과 난치병에 이용되는 혈장교환
- 수술에 의한 출혈

그럼 도대체 이러한 사례의 어디에 문제가 있으며, 어디에 잘못된 점이 혼재해 있는 것일까?

혈액학에 다양하게 퍼져있는 세뇌

우선 '수혈이 필요하다.', '수혈은 안정성이 증가되었다.', '빨간 피가 없으면 죽는다.'는 아주 그럴듯한 말은 상투적인 거짓말이라는 점부터 고

려해야 한다.

사고나 수술로 인해 대량으로 실혈한 경우, 나는 처음부터 아무것도 할 필요가 없다고 말하고 있는 것은 아니다. 오늘날 행해지고 있는 수술 대부분은 쓸데없는 짓이라고 생각하고 있지만, 그럼에도 내가 저술한 《의학 불필요론》에서 이미 언급했듯이 모든 수술을 송두리째 부정하지는 않는다.

첫째로 필요한 것은 환자의 출혈을 멈추고 당사자의 조직 액체량과 전해질 미네랄 농도를 원래대로 회복시키는 것, 이것은 치료의 원칙으로서 당연한 조처이다. 그리고 그것이 가능한 것이 서양 구급의학이며 이러한 외상 등에 대한 치료야말로 서양의학의 진수이다.

원래 서양의학은 전쟁터에서 발전한 의학이라서 구급시 위험에 처한 생명에 대해서야말로 진정한 효과를 발휘한다. 이때에도 동물로는 칸톤의 개(제8장 참조), 사람의 경우에도 미국의 잉글우드 병원 등에서 이미 1만 단위의 사례가 있듯이(제6장 참조) "수혈은 전혀 필요 없다."는 것이다.

이런 말을 하면 "이 세상에는 수혈을 하여 살아난 환자가 많이 있지 않는가?"라는 반론이 제기될 것임에 틀림없다. 그러나 그것은 붉은 피=적혈구를 보충했기 때문에 살아난 것이 아니다. **수혈제제는 다른 의미로 대단히 질이 좋은, 인체에 있어서 적정한 농도로 조정된 미네랄이며, 살아난**(듯이 보이는) **사실 이면에는 수혈이라는 행위에 의해 수분이 보충되고 전해질 미네랄 농도가 적정선으로 회복되었다는 사실이 자리하고 있다.**

즉, 수혈액은 인체에서 채취한 액체이므로 사람에게는 아주 적당한 농도로 칼륨과 나트륨, 마그네슘과 칼슘, 미량원소가 함유되어 있는 '적정한 전해질 균형액'이다. 이것은 미네랄 액이라는 면에서는 생리식염수와 링거주사액보다도 뛰어나다. 그러므로 아무것도 하지 않고 방치되는 것보다는 수혈을 하면 사람의 생명이 구출되는 '수가 있다'는 것은 사실이다.

뜨거운 사막에서 물이 부족하면

그러나 이때 주의하지 않으면 안 되는 것은, "수혈이 아니면 사람은 살아남지 못한다.", "수혈을 해야만 살아난다."는 말은 혈액 메커니즘을 은폐한 교묘한 거짓말이라는 것이다. 이것은 비유적인 말로 설명하면 이해하기 쉬울 것이다.

뜨거운 사막에서 물이 부족해 탈수 증상을 보이며 곧 죽을 것 같은 사람 옆에 설탕과 감미료가 가득 든 콜라 자동판매기가 있다고 하자. 누가 봐도 그런 때는 그것을 마시면 틀림없이 탈수증에서 벗어나 생명은 구조되게 마련이다. 여기서 콜라는 몸에 나쁘니까 절대로 마시지 말아야 한다고 생각할 사람은 없다. 설탕도 감미료도 대단히 인체에 나쁜 것이지만 사태가 긴급한 데다 단 한 번의 일이므로 즉각 생명에 위협이 되는 것은 아니다.

그때 선택사항이 있다고 한다면 콜라 따위보다는 전해질이 인체에 좋으며, 당분은 약간 적고 감미료도 포함되어 있지 않는 것이라면 더 좋게 마련이다. 현대 의학에서 수혈이란 여기서 말하는 대단히 질이 나쁜 음료인 콜라에 해당하는 것이다. 그리고 현대 의학은 이런 상황에서 사람을 구하는 수단은 마치 자신들이 팔고 싶은 콜라밖에 없는 것처럼 말하며 그럴싸하게 우리들을 속이고 있다.

사실은 콜라 따위보다 생명을 구출하는데 훨씬 적합한 음료수가 있는데도 불구하고 우리들은 탈수 증상을 해결하는 것은 오로지 콜라뿐이라고 세뇌 당해 있다. 그리고 더더욱 유감스럽게도 수혈제제의 위험도는 당분이나 인공감미료와는 비교가 안 될 정도로 높다.

'산소가 부족하다'고 하며 수혈을 받게 하는 세뇌

이과 계통의 기본적인 지식이 있으면, '적혈구는 산소 운반에 필요하지 않은가?', '산소가 체내에 두루 공급되지 않으면 죽게 되는 것은 아닌가?' 하는 의문이 생길 것이다.

그러나 이것 또한 서양의학의 세뇌라고 해야 좋을 것이다. 이에 대한 답변은 앞서 언급한 '구급시에 피가 모자라는 편이 구명될 확률이 높은 것은 아닌가?'라는 가설과 연결된다.

외국에서는 이미 그에 대한 연구가 진척되어 있는데, 사람은 실혈하면 그에 대해 정확한 보상반응이 작용하는 것이다. 그러기 위해서는 먼저 체액(혈액은 아님) 유지가 선행되어야 한다. 그 체액이 없으면 혈압이 내려가 버려 혈액을 순환시킬 수 없게 된다. 즉, **체액만 유지되고 있으면 적혈구의 양이 저하되어 있어도 문제는 없다. 인체 속에서는 희석된**

혈액이 모세혈관 내부를 잘 순환하고 있기 때문이다. 특히 이것은 비상시에 있어서 보상행위로써 여실히 나타난다.

실혈했을 때의 인체의 보상반응에는 특히 기억해야 할 점이 있는데, 이를테면 남아 있는 적혈구가 비록 절반밖에 안 된다 하더라도 산소 운반은 통상의 약 75%까지 행해진다는 연구가 있다. 더욱이 안정을 취하고 있는 환자는 활용할 수 있는 체내의 산소 중 3분의 1~4분의 1정도밖에 활용하지 않는다는 보고도 있다. 게다가 긴급 수술시에는 마취 등으로 산소 투여도 행해지기 때문에 보다 많은 산소를 인체에 공급할 수 있다. 이와는 반대로 전신마취를 하고 있을 때는 인체의 필요 산소량도 감소한다. 이를테면, 벌써 20년 이상 된 사례이지만 영국에서는 어떤 부인의 헤모글로빈 수치가 1.8(정상의 8분의 1정도)까지 떨어졌어도 수혈을 하지 않고 산소 투여와 세포외수액으로 회복시켰다. 이 밖에도 회복된 사례가 여러 건 있다.

본래 인체는 혈액이 유출되었을 때 그에 대응하는 메커니즘을 갖추고 있다. 그러나 사람들이 제멋대로 자기 형편에 맞게, 또는 추측으로 그것을 묵살하고 오로지 수혈에만 의존하고 있는 것이다. 이와 같은 사실과 혈전증 및 수혈제제의 엄청난 위험성(이것은 나중에 언급함)을 고려하면 수혈은 할 필요가 없으며 오히려 부정적인 측면만 있다는 개념이 성립된다.

혈액형은 지문처럼 모든 사람이 다르다!

또 하나의 오류가 '혈액형'이다.

많은 사람들이(비록 의사라도) 혈액형을 일치시킨 교차테스트를 하면 안전하다는 식으로 착각하고 있는데, 이것도 임프린팅(imprinting = 동물이 생후 초기에 처음 본 움직이는 물체를 어미로 보고 따라다니는 행동)이다.

전 세계적으로 많은 혈액학자들이 말하고 있지만, 혈액은 교차테스트로 구별할 수 있는 것은 아니다. 'Ke11스타일' 'Dussy스타일' 'Ss스타일' 'Diego스타일' 'Ve1스타일' 'P스타일' 등등, 혈액에는 적어도 수십 종류의 분류법이 있지만 그런 것들 역시도 마찬가지다. 지극히 간단하게 말하자면, 사람의 혈액은 확실히 손가락의 지문처럼 제각기 서로 다르다.

사람은 타인의 혈액 속에 있는 다른 종류의 단백질에 대해 항체를 형성하여 용혈이나 혈액응집 등의 부작용을 드러낸다. 사람의 혈액 단백질은 사람 각각의 얼굴이나 지문이 서로 다르듯이 다른 것이다. 1984년에 노벨 생리학·의학상을 수상한 덴마크의 면역학자 닐스 야네는 수혈 부정론자로 "사람의 혈액은 지문과 같은 것이다. 2종류의 혈액이 아주 똑같은 것은 없다."고 말하고 있다.

사실은 부모의 피로 수혈하는 것이 타인의 피로 수혈하는 것보다 위험도가 더 높다는 점도 밝혀졌다. 똑같은 혈액형의 혈액을 사용한다고는 하지만 유전자가 서로 다른 타인의 혈액을 투여하는 것이므로, 수혈을 받은 쪽의 입장에서는 이물질일 수밖에 없다. 그리고 그러한 사실로 인해 A, B, O, AB형과 Rh형을 모두 일치시켰어도 생혈이라면 대부분 반드시 어떤 형태로든 거부반응이 발생하는 것이다. 수혈은 A, B, O, AB형과 Rh형을 우선 일치시키고 거기에 다시 그 거부반응을 없애기 위해 대량의 방사선을 조사하고 있지만, 그로 인해 인체 손상 위험도는 현저히 증가한다는 사실에 유의하지 않으면 안 된다. 그리고 그 위험도와 이점을 저울질해 보면 위험도가 훨씬 높다는 것이다.

그렇다면 이러한 점들을 전제로 하여 수혈제제의 위험도와 부작용이란 어떤 것인지, 일본적십자사의 첨부문서와 전 세계의 '상식'을 참고로 하여 검토해 보기로 하자.

결함투성이의 '첨부문서'와 부작용에 대한 무지

후생노동성의 '수혈·혈액제제 가이드라인'의 부작용 내용부터 복습해 보고자 한다.(《수혈요법 실시에 관한 지침》 및 《혈액제제 사용지침》개정판, 2012년 3월 개정, 일본적십자사 혈액사업부 발행)

'첫머리'에는 이렇게 기록되어 있다.

"… 수혈 부작용, 합병증을 근절하는 것은 더더욱 곤란하다. 즉, 수혈에 의한 ① GVHD, ② 급성폐장애, ③ 급성폐수종, ④ 패혈증 '엘시니아균' 등의 중증의 장애, 더 나아가 ⑤간염 바이러스, ⑥ 에이즈 바이러스(HIV)에 감염된 헌혈자로부터의 감염, ⑦ 인간 파루보 바이러스와 ⑧ 프리온병(광우병 인간판) 등이 새로이 문제시되었다. 또 부적합

수혈에 의한 치사적인 ⑨ 용혈반응이 가끔씩 발생하고 있다." (요약)

이처럼 버젓이 수혈 및 혈액제제에 의한 중대한 부작용이 나열되어 있다. 어느 것이나 모두 치명적이며, 후생노동성과 일본적십자사도 '수혈 부작용 및 합병증 근절은 곤란'이라고 서두에서 본심을 털어 놓고 있다.

이 외에도 수혈 부작용은 수없이 많이 존재하며, 그것을 방지하기 위한(것이라고 확신이 드는) 키워드가 '림프구 제거'와 '방사선조사'이다. 이 방사선조사로 인해 더한층 위험도가 높아지는 등, 여러 가지 문제점이 있다. 중요한 테마이기 때문에 제3장, 제5장에서 따로 설명하기로 하겠다. 여기서는 그 이외의 주된 부작용에 관해 설명을 부가한다.

수혈 후에 생기는 위험한 면역반응

후생노동성의 '수혈 및 혈액제제 가이드라인' 부작용 내용 중 두 번째로 열거된 '수혈과 관련된 급성폐장애'(TRALI)는 1990년대 초에 처음으로 보고된 위험한 면역반응이다. 이러한 장애로 인해 매년 수백만 명이나 되는 사람이 죽어가고 있다는 사실이 확인되었지만, 그 증상을 인식하지 못하는 의료관계자도 많다고 지적되었다. 또 이와 같은 면역반응이 생기는 이유는 아직도 분명히 밝혀지지 않았다.

영국의 과학 잡지 《New Scientist》지에 의하면 이 장애를 일으키는 혈액은 "주로, 수혈을 여러 차례 받은 적이 있는 사람, 과거에 여러 가지 타입의 혈액에 노출된 사람으로부터 채혈한 것 같다."고 한다. 이것은 근친자의 혈액이 오히려 장애를 일으키기 쉽고, 이것도 일종의 항원항체반응이라는 점에서 이해할 수 있다. 미국 및 영국에서는 수혈과 관련된 급성폐장애가 수혈에 의한 사망원인의 상위권에 들어있는 것이 현실이다.

수혈은 병명을 알 수 없는 질병을 만들어낸다

수혈용 혈액 속에 밝혀지지 않은 바이러스가 들어 있을 가능성에 관해서는 이미 지적되어 왔지만, 외국에서는 그러한 바이러스가 백혈병, 림프종, 치매 등을 발생시킨다는 점을 우려하고 있다.

헤럴드·T·메리만 박사는 "다년간의 잠복기를 걸친 전염성 바이러스와 수혈과의 관련성을 밝히는 것은 어려우며, 그러한 바이러스를 검출하는 것은 더더욱 어렵다. HTLV(인간 T세포 백혈병 바이러스) 그룹은 그러한 바이러스 중 겉으로 드러난 최초의 사례에 불과하다."고 하는데, 참으로 정확한 지적이라고 생각한다.

또한 미국 대통령위원회는 수혈에 혼입된 성인 T세포 백혈병 림프종 등의 바이러스가 신경학적인 중대한 질병의 원인일 가능성에 관해 언급하고 있다. 즉, 관계가 없을 것 같은 백혈병의 일부조차 수혈에 의한 감염이 원인일 수도 있다는 것이다.

수혈은 면역력을 떨어뜨린다

감염 위험과는 또 다른 중요한 문제가 있다. 인체에서 면역기구는 중대한 역할, 즉 감염증과 싸울 뿐만 아니라 악성(암 등) 세포를 검출하여 파괴하는 역할을 한다는 사실은 잘 알려져 있지만 수혈이 여기에도 악영향을 끼친다는 것은 별로 알려지지 않았다. 분명히 말해 두지만, **수혈로 인해 면역력이 떨어지고 발암율이 현저히 증가**하게 된다. 여기서는 다음 두 가지 보고를 소개하고자 한다.

잡지 《Cancer》는 네덜란드에서 행해진 어느 연구 결과를 다음과 같이 전해주고 있다.

"결장암 환자의 경우, 수혈이 생명의 연장에 상당한 악영향을 끼친다는 점이 밝혀졌다. 이 그룹의 경우, 수혈을 한 환자의 48%, 수혈을 하지 않았던 환자의 74%가 약 5년 정도 생명이 연장되었다."

즉, 수혈을 하지 않았던 환자 그룹이 더 경과가 좋았고 더 오래 생존했다는 것이다. 이제까지의 설명을 되짚어보면 그것이 당연한 결과일지도 모르겠지만, 이 점은 면역과도 밀접한 관련이 있다고 추측된다. 또한 사우스캘리포니아 대학교 의사들은 암 수술을 받은 100명의 환자에 관해 추적조사를 하고 있다.

"후두암에 걸린 사람 중 질병이 재발한 비율은 수혈을 받지 않은 환자의 경우가 14%, 수혈을 받은 환자의 경우가 65%였다. 구강, 인두(咽頭), 코 또는 부비강(副鼻腔) 암이 재발하는 비율은 무수혈의 경우가 31%, 수혈을 받은 경우는 71%였다."

이것은 즉 타인의 피로 만든 혈액제제는 강력한 발암물질이라는 것과 다를 바 없다. 우리가 당면한 문제는 앞서 언급한 것처럼 수혈제제의 대부분이 말기 암 등의 환자와 수술을 받는 암환자에게 투여되기 쉬운 시스템으로 되어있다는 점이다.

나의 《의학 불필요론》과 후나세 씨가 저술한 다른 서적을 읽어보면 알겠지만, 말기 암이라도 회복되지 않는 것은 아니다. 그러나 그것도 도중에 수혈을 해 버리면 회복률은 상당히 낮아져 버린다는 사실이 몇몇 연구에 의해 밝혀졌다.

일설에 의하면 **일본에서는 43% 이상의 비율로 혈액제제가 암환자에게 사용되고 있는 것 같다.** 그렇다면 말기 암만이 아니라 2기와 3기 등, 말기 암이 아닌 암도 수혈을 통해 악화될 위험성을 높이면서 치료하고 있다는 결론이다.

어쨌든 의학교과서는 암을 완벽하게는 치료하지 않도록 편집되어 있는 셈이다.

수혈로 인해 사망률과 부작용이 폭증하였다

수혈이 면역력을 떨어뜨릴 뿐만 아니라 다른 질환까지 악화시킨다는 보고가 있다.

《영국 수술 저널》지에 게재된 논문에 의하면 수혈이 행해지기 전에 위장에서의 출혈에 의한 사망률은 2.5%에 불과하였다. 그러나 대규모 연구의 대부분은 수혈이 습관적으로 행해진 이래 사망률이 10%에 달하였다고 보고하고 있다. 실로 사망률이 4배나 뛰어올랐는데, 이것은 무슨 까닭일까?

수혈제제라는 이물질의 침입에 대한 면역반응이나 항응고제가 혼입되어 출혈이 쉬워진 점 등을 그 이유로 거론할 수 있다. 예를 들면 ＰⅠ닷터 박사는 결장직장 수술에 관한 연구에서 수혈을 받은 환자 중 25%에서 감염증이 발견된 것에 비해 수혈을 받지 않은 환자에게서는 4%만 발견되었다는 사실을 알려 주고 있다. 또한 수혈은 수술 전, 수술 중, 수술 후 언제 행해진 것이든 감염성 합병증과 관련되어 있으며, 수술 후 감염 위험은 투여된 혈액 단위 수치에 따라 서서히 증가한다는 사실도 보고되었다.

또 다른 수술의 사례로서는 고관절치환술(股關節置換術)로 수혈을 받은 사람의 23%에서 감염증을 발견할 수 있었던 것에 비해 수혈을 받지 않은 사람에게서는 감염증을 전혀 발견하지 못했다는 사실이 보고되었다.

수혈로 인해 사망에 이르게 되는 용혈반응

용혈 등의 면역반응에 근거한 부작용도 있다. 이것은 부적합한 수혈 때문에 혈액 속에 항체가 생겨 외부로부터 들어온 적혈구를 파괴하고 그것을 녹이려고 하는 반응이다. 중증이라면 2~3시간, 혹은 2~3일 만에 사망한다. 발생했을 때의 사망률은 상당히 높다.

이것은 GVHD와 비슷하면서도 다르며, 방사선을 조사한 혈액에서도 발생할 수 있다. 주의를 기울여 혈액의 적합성을 조사한 다음에 수혈하여도 용혈반응이 발생하는 경우가 있다는 것은 일반적인 혈액학회에까지 보고된 사실이다.

최근에 혈액형 조합의 차이에서 발생하는 용혈반응에 관해서 연구가 진행되고 있지만, 그럼에도 불구하고 용혈반응이 발생하는 것은 개개인의 혈액형에 차이가 있기 때문이다. '혈액은 지문처럼 그 내용이 제각기 다른' 것이므로, 혈액형 분류보다 더 세밀한 적합성 조사에서도 용혈반응이 전혀 없지는 않았다.

대부분의 부작용은 보고조차 되지 않는다

또한 미국 국립위생연구소(NIH) 회의는 다음과 같이 밝히고 있다.

> "수혈에는 대략 100건당 1건의 비율로 열이나 오한, 혹은 두드러기가 수반된다. ……적혈구 수혈에서는 대략 6천 건에 1건의 비율로 용혈성 수혈반응이 나타난다. 이것은 심각한 면역반응이며, 수혈 후 갑자기 나타나거나 며칠 지나서 나타나기도 한다. 그 결과 급성신부전, 쇼크, 혈관내 응고, 더 나아가 사망을 초래하는 경우조차 있다."

분명히 말하자면, 이것도 일부에 불과할 것이다. 여기서는 '부작용 보고'에 관한 무책임함을 지적해야 한다. 의료 현장의 의사들은 후생노동성 등에 부작용 보고를 태만히 하여도 아무런 벌칙도 없다. 그러므로 자신의 '실수'를 인정해가며 굳이 감독관청에 보고할 의사는 아무도 없다. 수술 후, 환자의 상태가 아무리 악화되어도 의사는 그 원인을 수혈에서 찾지 않고 질병 악화에 의한 것으로 판단하기 때문에 보고하지 않는다. 앞서 후나세 씨도 언급하고 있듯이 '부작용 보고를 하는 것은 100명에 1명 이하'라는 말도 있다.

현실적으로는 있을 수 없는 부작용 수치

더군다나 일본적십자사가 작성한 혈액제제 '의약품 첨부문서'의 미스터리에 관해서도 언급해 두고자 한다. 그것은 **환자의 최대 관심사인 '중대한 부작용' 발생률이 일률적으로 '0.1%' 미만으로 되어 있다는 사실이다.**

이것은 첨부문서 작성법으로 말하자면 최저 수치가 표기되어 있는 셈이지만 '첨부문서'를 본 의사와 환자는 '1천 명에 1명 미만이라면 대단한 것은 아니구나'라고 단순하게 생각해 버린다. 그러나 **일률적으로 0.1% 미만이라는 것은 통계상 통상적으로는 있을 수 없는 수치이며, 특히 이와 같이 위험투성이인 혈액제제에서는 생각될 수 없는 수치이다.**

왜냐하면 보통 부작용 발생률을 조사할 때 사용되는 약품은 당연히 용법과 용량에 정해진 일정한 양이다. 하지만 수혈의 경우는 용법과 용량의 규정이 없다. 200㎖를 수혈한 사람이 있는가 하면 2,000㎖를 수혈한 사람도 있어서 사용량이 크게 들쭉날쭉한다. 이것은 여타의 의약품과는 다른 수혈제제 고유의 특징이다. 의약품은 일반적으로 사용량이 증가하면 부작용 발생률이 지수 함수적으로 증가하는데, 혈액제제에 관해서는 그 사용량이 다른데도 불구하고 일률적으로 0.1% 미만이라는 것은 참으로 이상한 이야기이다. 용법과 용량이 정해져 있는 약제에서조차 이런 무책임한 부작용 발생률은 기록되어 있지 않다. 내가 이 수치를 '있을 수 없다'고 하는 이유를 이해할 수 있겠는가?

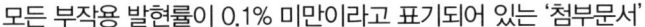

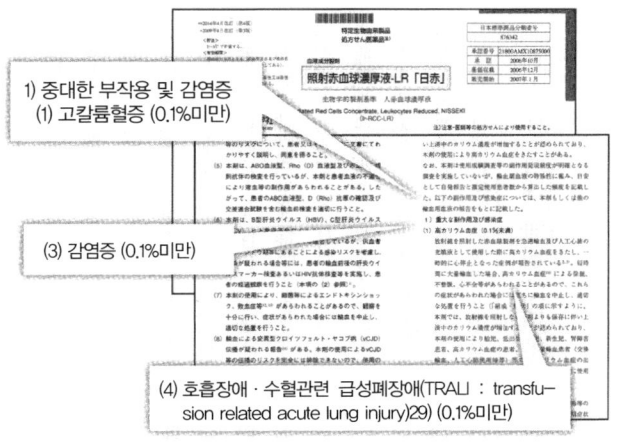

일률적으로 0.1% 미만이라고 버젓이 표기되어 있다는 것은, 실제로 보이지 않는 곳에서 발생하고 있는 엄청난 부작용 피해를 고의적으로 은폐하고 있는 것이라고 생각된다.

혈액제제의 다양한 위험성

혈액제제에는 변질을 막기 위해 화학약품이 혼입되어 있다. 이것도 또한 문제이다. 특히 **혈액제제에는 혈액의 응고를 방지하기 위한 항응고제가 들어 있지만, 수혈은 출혈하기 쉬운 환자에게 하는 경우가 많기 때문에 이 항응고제가 출혈을 조장**하는 경향이 있다.

또 혈액제제는 공기와 접촉하여 산화되기 쉬운 상황에 노출되어 있는데, 거기에다 강력한 산화작용을 가진 방사선을 조사하는 것이기 때문에 수혈용 혈액 자체가 '산화독(酸化毒)'이라 해도 과언이 아니다. 이 산화작용도 인체에 대해 치명적이다.

이와 같은 사실은 예로부터 줄곧 들어온 말이지만 사람들은 쉽게 망각해 버리는 것 같다. 이를테면 한 의학사전에는 "지금까지는 수혈의 장점만 지나치게 강조되어 그 위험성이 과소평가되어 왔다. 지금 강조해야 할 것은 수혈의 위험성이다."는 내용이 있는데, 이것이 기록된 것은 1957년의 일이다. 그럼에도 불구하고 50년 이상이 경과한 오늘날에도 여전히 그 위험성은 무시된 채 그대로이다.

일본적십자사는 수혈 부작용 실태의 진실을 의도적으로 은폐해 왔다. 첨부문서도 항암제의 경우처럼 독성의 위험을 알리는 일도 없이 모든 부작용 발생률을 0.1%로 규정하고 있는 것은 앞서 언급한 그대로이다. 그들은 확신범이라 해도 과언이 아니다.

PART 03

방사선조사로 '죽어가는 피'를 수혈함

우츠미 사토루(내과 의사)

> 수혈용 혈액과 동일한 약 50그레이의 방사선을 각각의 장기에 조사했을 경우 '뇌'는 괴사와 경색을 일으키며, '척수(脊髓)'는 괴사와 척수증, '후두'는 연골괴사(軟骨壞死), '심장'은 심낭막염(心囊膜炎), '위'는 궤양과 괴사를 일으킨다.

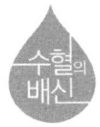

GVHD를 두려워한 후생노동성 '대책'의 위험성과 허구성

이번 제3장에서는 부작용 GVHD를 예방하기 위한 방사선조사의 위험성과 허구성에 관해 검토해 보고자 한다.

　GVHD란 후나세 씨가 이해하기 쉽게 해설하고 있는 것처럼 수혈용 혈액 속에 헌혈자의 림프구가 살아남아 수혈 받은 사람의 생체조직을 공격하여 장애를 일으키는 것을 말한다. 구체적으로는 수혈 후 1~2주 후에 발열과 피부 홍반으로 시작되어 간 장애, 설사, 하혈 등이 나타나고, 이어서 백혈구, 적혈구, 혈소판이 동시에 감소되어 패혈증 등의 중증 감염증 및 대량출혈이 발생하여 수혈 후 3~4주 만에 사망하는 수가 있다. 이전에는 '수술후홍피증'이라 하여 수술 전후에 투여된 약물이나 감염 등이 원인으로 여겨졌었지만 지금은 GVHD로 확정되었다. 참고로 말하자면, 한번 발생하면 95% 이상은 치명적인 상태가 된다고 한다.

GVHD라는 공포에 질린 후생노동성은 그에 대처하기 위해 '혈액제제'는 림프구 제거를, 수혈은 1998년부터 방사선조사를 의무화하였다. 살아남은 림프구에 의해 면역작용이 활성화되기 때문에 방사선조사를 하여 림프구를 죽이는 것이다. '림프구 제거 필터'라는 장치로 림프구를 제거하지만 그것만으로는 만족할 수 없다는 것이다. 이러한 방법으로 GVHD를 방지하려고 하였다.

하지만 이것은 분명히 임시방편의 일시적인 대증요법이며 행정적으로 도입한 것에 불과하다. 이것은 과학적 근거나 진정한 의미에서 의학적 가치가 있는지는 검토하지도 않고 공황 상태의 사람에게 마약을 투여하여 진정시키는 것과 마찬가지인 나쁜 행위일 것이다. 그뿐만 아니라 강력한 방사선에 노출된 혈액은 여러 가지 폐해를 일으킨다는 점도 밝혀졌다.

그러면 얼마만큼의 방사선량을 조사하는 것일까?

철저한 방사선조사

수혈용 혈액에 조사한 방사선량은 15~50그레이(gray)로 대단히 고단위의 선량(線量)이다. 이것은 일본의 의사들과 방사선 기사들이라면 누구나 알고 있는 사실이다. 미국에서는 의료기관의 의사가 특정한 환자에게 수혈 처방을 내리는 경우, 그 처방에 따른 제제에 대해 혈액은행에서 24그레이의 조사가 행해지고 있다.

실제로 방사선조사량이 5그레이 이상이 되면 림프구 반응 증식성이 없어진다는 연구 보고가 있으며, 그 보고에 근거하여 방사선조사가 행해지고 있다. 또 방사선을 조사한 후 1주일 이상 경과되면 적혈구가 파괴된다는 점이 지적되었다.

이 방사선량은 철저하게 적혈구를 파괴하는 정말로 '완벽한 고단위' 선량이라는 사실을 사람들은 알고 있을까?

세 종류의 방사선

이 책은 방사선 전문서가 아니기 때문에 설명은 간단하게 하겠다. 방사선에는 세 종류가 있는데, 각각 'α선' 'β선' 'γ선'이라고 한다. 이것은 투과력과 상해성이 다르며 '그레이(gray)'는 거기서 사용되는 단위의 하나이다. 그리고 β와 γ선에서는 1그레이를 1시버트(sievert)로 환산하며 α선에서는 1그레이를 20시버트로 환산하는 경우가 많은 것 같다. 여기서는 1:1로 환산하여 단순하게 말하면 15~50시버트라는 선량을 받게 된다.

방사선에 관해 조금이라도 공부한 경험이 있다면 알겠지만, 후쿠시마 제1원자력발전소 사고 전 일본의 방사선 허용량 기준은 연간 1밀리시버트이다. 단위는 틀림없이 '밀리시버트', 즉 1,000분의 1 시버트이다. 즉, 혈액제제에 가해지는 방사선량은 그 허용량의 1만5천~5만 배에 해당되며, 그 선량은 후쿠시마 제1원자력발전소 핵융합로 근처의 선량보다 높다.

참고로 말하자면, 사람이 피폭 당하면 반드시 죽는다는 선량이 6~10시버트로 되어 있으며, 토카이손의 원자력발전소 사고로 사망한 사람들의 피폭 선량도 6~10시버트 정도로 추측된다.

JCO 임계사고로 무슨 일이 있었는가?

1999년, 토카이손 JCO에서 2명의 직원이 대량의 방사선에 노출되었다. 일본 국내 최초의 임계사고(臨界事故)로 피폭된 사람은 오우치 씨와 시노하라 씨 2명이다. 시노하라 씨는 추정량 6~10시버트의 피폭을 당하여 2000년 4월 27일에 사망하였다. 또 오우치 씨는 치사량을 훨씬 초과한 16~20시버트의 피폭을 당하였다. 여기서는 등량환산으로 16~20그레이로 생각하면 된다.

그러나 사고 후, 병원에 입원한 그 당시의 오우치 씨는 매우 건강하였다. 정신적으로도 안정되어 있었고 간호사에게 농담도 건네곤 했다. 럭비를 하던 그는 70kg을 초과하는 건장한 체격으로 밝은 성격의 소유자였다. 그러나 사고가 발생한지 6일 후, 의료팀의 한 사람은 한 장의 현미경 사진을 보고 너무나도 놀랐다고 한다.

"병원에 입원한 다음 날 채취한 오우치 씨의 골수세포 현미경 사진이 무균치료팀의 히라이 히사마루 씨 앞으로 배달되었다. 그중의 1장을 본 히라이 씨는 자신의 눈을 의심했다. 사진에는 현미경으로 확대한 골수세포 염색체가 찍혀 있었다. 그러나 필름에 찍혀 있는 것은 뿔뿔이 흩어져 있는 검은 물체로, 히라이 씨가 늘 보아오던 사람의 염색체와는 전혀 다른 모양의 것이었다.

염색체는 모든 유전자 정보가 결집된 소위 생명의 설계도이다. 통상적으로는 23쌍의 염색체가 있다. 1번부터 22번까지 여성의 X, 남성의 Y로 제각기 번호가 정해져 있고 순번으로 배열할 수 있다. 그러나 오우치 씨의 염색체는 어느 것이 몇 번 염색체인지 전혀 알 수가 없었고 배열할 수도 없었다. 절단되어 다른 염색체와 뒤얽혀 있는 것도 있었다. 염색체가 뿔뿔이 흩어져 파괴되었다는 것은 앞으로 새로운 세포가 만들어지지 않는다는 것을 의미한다. 피폭된 순간 오우치 씨의 몸은 설계도를 잃어버린 것이었다."(NHK '토카이손 임계사고' 취재반 저, 《허무하게 죽어간 생명-피폭치료 83일간의 기록》, 신조문고 발행)

끔찍한 사태는 예상대로 진행되었다. 쾌활한 성격의 소유자인 오우치 씨에게 이변이 발생한 것이다.

입원한지 1개월 후에는 전신의 피부가 벗겨지고 까맣게 되면서 종횡으로 균열이 생겼다. 얼굴이 이상하게 부어오르면서 양쪽 눈은 완전히 감겼고 회복의 조짐은 전혀 보이지 않았다. 의료팀의 헌신적인 노력으로 인해 어느 정도 수명은 연장되었지만, 그는 사고가 난 지 83일이 지난 12월 21일에 사망하였다.

이 JCO 임계사고는 수혈하는 혈액에 대한 방사선조사의 말로를 여실히 보여주고 있다. 그리고 간단히 말하자면 혈액제제에 조사하는 방사선량이 피폭된 방사선량보다 훨씬 더 많다는 것을 알 수 있다.

방사선 피폭의 후유증은 바로 나타나지 않는다. 방사선이 환자의 체내에 들어가 6일쯤 경과하면 염색체는 방사선의 영향으로 갈기갈기 찢

어지기 시작한다.

즉, **수혈한 혈액은 1주일 정도 경과하면 뿔뿔이 흩어져 죽어간다.** 그 혈액의 사체는 타인의 혈액 이물질 그 자체이며 인체에는 백해무익할 수밖에 없다. 그 결과가 다수의 수혈 후유증으로 나타난다. 각 조직과 신장과 폐포 등 말초혈관을 막히게 하는 수도 있다. 다시 말하자면 방사선이 조사된 혈액의 수혈은 전신의 혈액순환장애를 일으켜 다장기부전을 발생시킬 위험성이 감춰져 있다.

혈액학 교과서에는 "방사선조사 혈액 수혈 후의 장기적인 영향, 즉 돌연변이에 의한 발암 문제와 위험성은 낮다."는 등으로 기재되어 있지만, 사실은 이것 또한 사기인 셈이다. 15~50그레이 선량의 고단위 조사를 한 생물이 살아남을 수는 없다.

그러나 여기서의 문제점은 그것이 즉시 사망으로 직결된다는 것은 아니라는 점이다. 즉, **방사선이 조사된 혈액제제란 '1주일 후에 반드시 전부 죽어버리는 혈구제제'**인 것이다. 독자 여러분은 이런 것을 자신의 몸에 주입하고 싶다는 생각이 들겠는가?

유방암 환자의 3주 동안 조사량을 한꺼번에 혈액에 조사하다

후생노동성 가이드라인에서는 "신선한 피는 수혈 직전에 15~50그레이 방사선을 조사하여 림프구를 죽인다."로 제시되어 있다. 이것은 방사선 치료를 받는 유방암 환자의 수십 회 방사선조사 총량에 해당한다 (유방암 치료에 사용되는 방사선량은 1회당 1.9~2.0그레이). 유방암 환자에게 3주간에 걸쳐 조사하는 방사선 총량, 즉 암세포를 철저히 사멸시킬 정도의 강력한 선량을 혈액에 한꺼번에 조사하는 것이다.

방사선 촬영에도 강력한 발암성이 있다는 것은 널리 알려진 사실이며, 그것이 유방암을 증가시킨다는 점은 이미 확인되었다. 폐암 검진에서 3년 동안에 여섯 번 흉부 방사선 촬영을 한 그룹이 검진을 받지 않았던 그룹보다 폐암으로 사망한 비율이 1.36배나 높았다는 사실이 역학적으로 증명되었다(1992년, 체코 리포트).

그렇게 적은 양의 선량으로도 이런 지경인데, 그것의 수십 수백 배에 이르는 고선량의 방사선을 조사한 수혈제제를 몸에 주입하면, 제2장에서 이미 언급한 것처럼 암으로 발전할 확률이 증가하는 것은 당연한 것이다.

전혀 도움이 되지 않는 수혈

어째서 이러한 사실을 의사들과 학자들은 인식하지 못하는 것일까?

이것은 모두 임프린팅과 세뇌에 의한 것이라고 밖에 할 수 없다. 내 자신도 현대 의학에 부정적인 입장이 되기까지는 이와 같은 사실을 생각해 본 적이 없었다. 수혈해버리고 나면 그 후의 일은 유야무야되기 때문에 대단히 연구하기 힘든 주제라는 문제점도 있을 것이다.

그러나 '사실'이라는 것은 항상 단순하며, 그것은 의사들조차 잘 알고 있다. 나도 자주 경험한 일이지만, 적십자사로부터 공급받은 방사선을 조사한 혈액제제는 수혈 후 1주일에서 2주일가량 경과하면 체내의 헤모글로빈 수치가 원래의 수치로 되돌아가버리는 것이다. 이를테면, 말기 암환자에게 수혈을 하여 헤모글로빈 수치(Hb)가 일시적으로 8에서 10으로 상승하더라도 1~2주일가량 경과하면 다시 8로 되돌아가버린다. 즉 혈액을 주입해도 즉시 파괴되어 버리고 대사되어 아무런 도움이 되지 않는다는 것이다. 그러므로 병원에서는 정기적으로 수혈할 필요성을 느끼게 된다.

수혈 후 헤모글로빈 수치가 상승하는 것은 혈색의 농도(빛 투과율)에 의해 헤모글로빈 수치를 추정 계측하는 시스템 때문이다. 극단적으로 말하자면, 혈액 속에 먹물과 같은 다른 색소를 넣어도 투명도는 저하된다. 혈액농도측정기는 그것을 헤모글로빈 농도로 착각한다. 그러나 수혈을 한 경우에는 확실히 외견상으로 농도가 진한 혈액이 되지만(=농도는 올라간다), 그 혈액은 사실 활성화되어 있는 것이 아니라는 점도 대단히 중요하다. 즉, 수혈을 하더라도 실제의 헤모글로빈 수치가 상승하는 것은 아니며, 단순히 측정기의 원리 때문에 외견상 수치가 상승한 것에 불과한 것이다.

방사선을 대량으로 조사한 혈액이 얼마만큼 활성화될 수 있다고 생각하는가? 그것은 어린이라도 이해할 수 있는 아주 간단한 문제이다.

인체는 유해한 이물질 처리에 몹시 고달프다

또한 파괴된 혈액은 그 후에도 문젯거리가 된다. 그 혈액은 간단히 말하자면 쓰레기('노폐물'이라고도 함)가 되며, 그것을 처리하기 위해 인체, 특히 간이 몹시 고생하게 된다. 이물질을 주사한다는 것은 바로 그러한 것이다. 이 점에 관해서는 치시마 학설로 알려진 치시마 기쿠오(千島喜久男) 박사도 똑같이 말하고 있다. 그 결과로 장기부전, 혈전증, 발암, 감염증 증가, 알레르기 반응, 용혈, 영양소 결핍 등이 나타나며, 더욱더 신체만 쇠약해질 따름이다.

수혈용 혈액과 동일한 약 50그레이의 방사선을 각각의 장기에 조사했을 경우 '뇌'는 괴사와 경색을 일으키며, '척수(脊髓)'는 괴사와 척수증, '후두'는 연골괴사(軟骨壞死), '심장'은 심낭막염(心囊膜炎), '위'는 궤양과 괴사를 일으킨다. 또한 '간'은 간부전(肝不全), '신장'은 신장염을 일으키고 '방광'의 경우는 위축된다.

방사선조사로 사람의 몸 그 자체가 붕괴되어 가고 있는데도 혈액만은 그렇게 되지 않는다고 생각하는 것은 너무나도 불합리하기 짝이 없다.

방사선에 노출된 혈액제제가 암환자에게 투여된다면

앞서 언급한 것처럼 현재 일본에서는 연간 약 120만 명이 수혈을 받고 있다. 그중 42%의 수혈이 암환자용이라는 것은 의료관계자라면 누구든지 직감적으로 알 수 있는 수치이다. 그 수혈은 최악의 경우 5배 가까이나 암을 재발시킨다. 그리고 수혈을 하지 않은 경우에 비하여 5년 생존율은 약 3분의 2로 줄어든다. 이것은 방사선조사를 한 수혈액을 곰곰이 생각해보면 지극히 당연한 일이 아닐까?

의사는 당연한 듯이 수혈을 하면서 수술을 하지만 수혈 조처가 암을 재발시키거나 진행시킨다는 점 등을 전혀 모르고 있으며 누가 알려주지도 않는다. 사실은 나도 지금까지 전혀 알지 못했던 사실이니까.

암 수술 등에서 빈번하게 당연한 것처럼 행해지고 있는 수혈. 그것은 암 재발, 증식, 전이를 가속화시키는 발암촉진제 역할을 하는 치료이다. 그것은 타인의 혈액이라는 점과 방사선조사 때문에 발생하고 있지만, 환자는 물론이고 대부분의 의사들도 이 사실을 모른다. 무지가 비극을 확대재생산하고 있는 것이다.

PART 04

수혈이 암 발생률을 높이고 있다

후나세 슌스케(환경평론가)

> 수혈을 받으면 암과 사망률이 증가하고,
> 암환자는 수혈을 받으면 재발과 사망률이 증가한다.

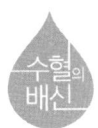

수혈은 명백한 '발암촉진제'이다

"수혈을 받은 사람은 암에 걸리기 쉽다."

의사인 아다치 요스케(일본 구루미대학 교수)의 연구보고이다. (《증거로 아는 암과 사망 리스크》 중외의학사 발행)

보고서에서 그는 명쾌하게 단언하고 있다.

"수혈을 받으면 암과 사망률이 증가하고, 암환자는 수혈을 받으면 재발과 사망률이 증가한다."

즉, 수혈의 중대한 부작용은 '발암'과 '재발'이다. 수혈은 명백한 '발암' 요법이며 수혈액은 강렬한 '발암제'였다. 대부분의 사람들은 귀를 의심할 것이다.

'인폼드 컨센트(Informed Consent)'라는 말이 있다. '사전설명'과 관련된 의학용어이다. 의사는 환자에게 치료를 하기 전에 그 내용을 설명하고 동의를 받아야 한다. 의료법 1조에 명기되어 있다. 그것은 도의적 의무가 아니라 법적 의무이다.

수혈과 혈액제제를 투여하기 전에 의사는 환자로부터 '동의서'를 받도록 의무화되어 있다. 수혈 후에 발생할 수 있는 부작용 등에 관해서도 설명해야 한다. 그러나 **수혈 동의를 얻을 때 "발암이나 암 재발의 위험이 있습니다."라고 설명하고 있는 의사는 아마 한 명도 없을 것이**다.

앞서 제3장에서 우츠미 사토루 씨가 언급한 대로 그들은 무책임하다기보다는 무지한 것이다.

갑상선 암은 1.8배, 림프종은 1.7배로 증가한다

아다치 요스케 의사의 보고는 구체적이다.

"덴마크의 연구에서는 수혈을 받은 사람은 암이 발생할 빈도가 1.5배나 높다. 식도암, 간암, 폐암, 방광암, 피부암이 발생할 확률이 특히 높다. 일본의 연구에서는 수혈을 받은 여성들은 갑상선 암이 발생할 확률이 1.8배나 높다. 미국의 연구에서는 수혈을 받은 환자는 받지 않은 환자보다 림프종양이 1.7배 높게 발생한다." 《증거로 아는 암과 사망 리스크》)

수혈을 하면 어째서 암이 발생하는 것일까?

그 대답은 '수혈은 가장 빈번하게 행해지고 있는 장기이식'이기 때문이다. 이를테면 골수이식과 줄기세포 이식을 받은 사람도 암에 걸리기 쉽다. 미국의 보고서에서는 줄기세포 이식을 받으면 발암 위험도가 8.1배로 껑충 뛰어오른다. 흑생종(黑生腫)이나 뇌종양은 2.8배, 백혈병과 림프종 위험도는 15~300배나 된다. 이식수술에 의한 발암작용에 기가 막힐 지경이다.

"림프종에 걸린 사람은 혈액암에 걸릴 확률이 5.4배나 높아지고, 고형암(固形癌)이 될 확률도 1.7배나 높다." (아다치 요스케)

장기이식은 환자의 면역력을 떨어뜨린다. 수혈도 역시 마찬가지다. 이식된 '장기'를 환자의 면역세포가 공격하면 생착(이식된 장기가 본래의 기능을 발휘하기 시작하는 것)하지 않는다. 그러므로 환자의 면역력을 떨어뜨려 '타협'을 하는 것이다. 장기이식이라면 틀림없이 면역억제제를 투여한다. 이렇게 하지 않으면 장기이식은 불가능하다. 결과적으로 환자의 면역력은 떨어진다. 당연히 암세포에 대한 면역력도 쇠약해지게 마련이다. 따라서 암이 득세하여 증식하는 것은 지극히 당연하다.

30여 년 전에 발견된 '수혈 면역억제'로 인한 암 증식

"수혈은 면역력을 억제한다!"

이러한 중대한 사실을 발견한 사람은 야기타 아키쿠니 의사(전 긴키대학 교수, 의학박사)이다. 때는 1980년까지 거슬러 올라간다. 계기는 장기이식이었다.

"수혈하는 쪽이 생착률(生着率)이 높다."

그는 미국에 사는 잘 아는 의사가 컴퓨터로 분석한 결과에 주목하였다. 500건에 이르는 신장이식 증례 논문이 '생착률이 높음'을 증명하고 있었다. 논문의 주 저자는 일본계 2세인 폴 테라사키 박사이다. 그는 세계 이식학회 회장을 23년이나 역임한 중진이다. 젊은 의사였던 야기타 아키쿠니는 미국 로스엔젤레스에서 개최된 국제회의에서 테라사키 박사의 강연을 듣고 충격을 받았다.

"신장이식을 할 때 수혈을 하면 생착률이 높아지는 것은 수혈로 인해 면역억제작용이 발생한다는 것 이외의 다른 이유는 없다. 그것은 종래의 암 치료 상식을 밑바닥부터 뒤엎는 것이며, 암 치료 현장에 일대 개혁이 일어날 것이라는 예감을 충분히 느끼게 하는 보고였다."《암세포가 사라졌다》후타미쇼보 출판)

장기이식을 하는 환자에게는 면역억제제가 반드시 필요하다. 그렇게 하지 않으면 이식된 장기가 생착하지 않는다. 환자의 면역세포가 타인의 장기를 거부하여 공격을 가하기 때문이다.

"수혈하면 생착률이 높다." 그것은 수혈이 면역억제작용을 하기 때문이다. 암환자에게 수혈을 하면 면역억제작용이 발생한다. 그러면 암은 그 기회를 이용하여 증식한다.

"이러한 가설이 성립된다면 수술시의 수혈만큼 위험한 것은 없다."
(야기타 아키쿠니)

지금으로부터 34년 전이나 앞서 "수혈이 암을 증식시킨다."는 사실을 발견한 의사가 있었다는 것이다.

"모든 것은 그 국제회의에서 들었던 테라사키 박사의 강연이 발단이 되었다. 그리고 그것은 거의 99% 옳을 것이라는 확신을 심어주었다."

수혈 없이 암 수술을 하다

국제회의에서 귀국한 야기타 아키쿠니 의사는 한 가지 결심을 한다.

"수혈을 하지 않는 수술을 해 보자!"

야기타 아키쿠니 의사가 생각한 암 수술법은 그 당시의 상식과는 너무나 동떨어진 것이었다.

먼저 혈관을 박리해 둔다. 그 다음에 혈관을 묶는다. 절단했을 때 출혈을 막기 위해서다. 그리고 나서 암종양을 적출하는 것이다.

"혈관을 박리하지 않고 수술하면 끊어진 혈관이 매몰되어 출혈하는 혈관이 보이지 않게 되고 시야가 좁아져 더 많은 시간이 걸린다." 당연히 출혈량도 많아진다. "언뜻 생각하기에는 예상보다 시간이 더 걸릴 것 같지만 처음부터 혈관을 처리해 두면 적출수술은 원활하게 진행된다. 출혈량도 적기 때문에 수혈할 필요도 없다." (앞의 책) 이것은 일본 최초의 무수혈 수술이라고 할 수 있다.

"수혈하지 않고 수술을 하겠다!"

그는 대학병원에서 동료 의사에게 말을 꺼냈다. 그러나 반응은 싸늘하였다. 그 당시의 상식으로는 도저히 이해할 수 없는 발상이었다. 지도교수는 다음과 같이 일언지하에 부정하였다.

"빈혈을 보정하지 않고 수술하면 합병증이 발생한다. 합병증을 예방하기 위해서는 수혈하는 수밖에 없다."

그러나 그는 물러서지 않고 "수혈하는 것은 분명히 잘못된 일입니다!"라고 주장하였다. 지도교수와 정면으로 대립한 것이다. 그것은 대학병원에서는 있을 수 없는 금기였다.

"뭐야, 이 녀석은?"

그는 이단아 취급을 받으며 3개월이나 수술 멤버에서 제외되어 찬밥 신세가 되었다.

수혈 환자와 무수혈 환자의 데이터 비교

왕따 당하기를 3개월. 그럼에도 불구하고 젊은 야기타 아키쿠니 의사는 기가 꺾이지 않았다. 그는 그 기간을 이용하여 연구에 몰두하였다. 목적은 "수혈이 면역억제작용을 초래하고 암 증식을 촉진한다."는 사실을 증명하는 것이었다. 그에게는 실로 절호의 기회였다.

지도교수는 그 모습을 보고 아연실색하였다. '틀림없이 풀이 죽어 있을 것이라고 생각했는데 희희낙락하며 실험에 몰두하고 있다니! 이 녀석은 왕따를 시켜도 소용없는 놈이다.' 체념한 얼굴로 교수는 이렇게 말했다.

"수술은 네 신념대로 해도 좋다. 단, 그걸로 인해 합병증이 발생하면 용서하지 않겠다."

야기타 아키쿠니 의사의 수기에 기록된 이 구절에서는 내 입가에 미소가 번진다. 교수가 인정을 베풀어 준 것은 행운이었다.

그렇게 해서 오로지 혼자만의 연구가 시작되었다. 그 자신이 담당한 환자의 사례만 데이터로 수집되었기에 논문을 정리하기까지는 3년 이상이나 걸렸다. 그러나 결과는 자명하였다. 수혈하지 않았던 환자와 수혈한 환자를 비교한 결과 분명한 차이점이 발견되었다.

"내 생각이 옳았다는 것이 입증되었다!"며 그는 흥분했다.

"이렇게 하여 겨우 암환자를 구할 수 있는 하나의 돌파구가 발견되었다."

수혈하면 혈액끼리 엄청난 전쟁을 한다

야기타 아키쿠니 의사가 무수혈 수술에만 전념하게 된 동기는 또 하나 있다.

그는 1987년부터 1990년까지 3년간에 걸쳐 후생노동성의 '혈액제제 부작용 연구팀'의 멤버로 활동하다가 그 조사 결과에 충격을 받았다. 그것은 다양한 수혈 위험성을 보여주고 있었다.

연구팀의 대상은 '심장외과'와 '간장외과'의 두 분야였다. 양쪽의 수술 모두가 대량출혈을 하기 때문에 수혈이 불가피하였다. 따라서 수술과 병행하여 타인의 신선한 피를 주입한다. 그 때문에 환자의 병세는 무시무시한 사태에 직면한다.

"타인의 신선한 피를 주입하면 GVHD가 생깁니다(제1장 참조). G는 Graft(이식), V는 Versus, H는 Host(숙주), D는 Diesase(질병,반응)이라는 의미입니다. GVHD라는 것은 신선한 피 속의 림프구가 증식하여 숙주(수혈을 받은 사람)의 림프구와 세포내피계(면역계 세포)를 공격했을 때 발생하는 증상입니다." (야기타 아키쿠니)

즉, 환자에게 수혈한 혈액 속의 면역세포(림프구)가 환자의 면역계를 공격한다. 이해하기 쉽게 말하자면 혈액과 혈액이 '싸움을 한다.'는 것이다.

GVHD는 어째서 발생하는 것일까? 어느 정도의 수치로 발생하는 것일까? 야기타 아키쿠니 의사는 그것을 조사하는 '수혈 부작용 연구팀'에 소속되어 있었다. 그러나 주어진 연구테마는 GVHD와는 관련이 없는 '면역억제 부작용'과 '암환자 예후(병후의 경과) 불량'이었다.

암환자의 5년 생존율에서 2배 가까이 차이가 났다

이 후생노동성 연구팀에서의 조사를 통해 수혈이 환자에게 암을 재발하게 하는 위험성이 있다는 사실이 입증되었다.

"타인의 혈액을 주입하면 암은 증식한다. 그것은 면역억제가 발생하기 때문이다." (야기타 아키쿠니)

조사 대상자는 대장암 수술을 받은 환자 48명(1982~1988년) 중 (A)수혈을 받은 환자 21명. (B)수혈을 받지 않은 환자 27명으로, 각각의 2년 생존율과 5년 생존율을 비교하였다. 그 차이는 확연히 드러났다.

▶ **2년 생존율** : (A)수혈을 받은 그룹의 2년 생존율은 70%. 이에 비하여 (B)수혈을 받지 않은 그룹은 100%였다. 즉 수혈한 그룹은

30%가 사망하였으나 수혈을 받지 않은 그룹의 환자는 전원이 2년간 생존하였다.

▶ **5년 생존율** : (A)수혈을 받은 그룹은 50%, (B)수혈을 받지 않은 그룹은 거의 90%로 큰 차이가 났다. 수혈한 암환자는 2명에 1명이 5년 이내에 사망하였다. 수혈을 받지 않은 암환자는 90%가 5년 이상 생존해 있었다.

수혈을 한 암환자는 평균적으로 2년 생존율이 30%, 5년 생존율이 50% 감소하였다.

수혈로 증명된 면역력 저하

수혈을 하면 면역력이 떨어진다. 그것은 동물실험에서도 확인되었다.

생쥐에게 종양을 이식한 실험이 있다. 그것은 혈액형(HLA)이 일정한 실험용 생쥐이다. 각 10마리씩 ①그룹, ②그룹, ③그룹으로 분류한다.

①그룹에는 생리식염수를 주사한다.
②그룹에는 HLA가 다른 잡종 생쥐의 혈액을 수혈한다.
③그룹에는 HLA가 동일한 생쥐의 혈액을 수혈한다.

수혈한 후 2주일째에 ②그룹 생쥐들의 종양 면적은 분명히 ①그룹과 ③그룹 생쥐들보다 확대되어 갔다. 3주일째에 그 종양의 크기는 보다 명확해졌다.

사람에 대한 임상실험에서도 동물실험에서와 마찬가지로 수혈은 암 종양을 증식시키고 예후를 악화시킨다는 점이 입증되었다.

"수혈은 면역을 억제하며 종양을 증식시킨다는 점을 알게 되었습니다."(야기타 아키쿠니)

이렇게 해서 수혈을 받은 암환자는 암이 재발하여 목숨을 잃게 되는 것이다.

수혈하면 암 재발률이 4.6배나 된다

수혈할수록 암에 쉽게 걸리게 되며, 암환자라면 재발할 위험도가 높아진다.

혈액 속의 림프구는 암세포 등을 공격하는 면역세포이다. 그중에서도 직접 공격하는 NK세포(내추럴 킬러세포)가 유명하다. 수혈한 생쥐와 수혈하지 않은 생쥐로 NK세포의 활성을 측정한 데이터가 있다. 수혈하지 않은 생쥐의 활성도는 수혈한 생쥐의 무려 4~5배나 되었다. 바꿔 말하자면 수혈한 생쥐는 암과 투쟁하는 능력이 4분의 1 또는 5분의 1로 격감한 것이다. 즉 수혈하면 4~5배나 암에 쉽게 걸리게 된다. 그것은 사람에게서도 마찬가지다. 미국 사우스캘리포니아 대학교의 보고는 충격적이다.

"후두암이 재발한 환자는 '수혈을 받지 않은 사람'의 경우는 14%, '수혈을 받은 사람'의 경우는 65%로 4.6배나 큰 차이가 났으며, 구강

암 등의 재발률은 수혈 그룹은 71%, 무수혈 그룹은 31%로, 역시 2.3배나 차이가 났다."

암이 재발하면 사망 시기가 앞당겨진다. 네덜란드의 한 연구에서 결장암 환자의 5년 생존율을 비교한 것이 있다 (네덜란드 《Cancer》 1987년 2월 5일).

"5년 생존율은 수혈 그룹 48%, 무수혈 그룹 74%로 생존율에서 1.54배나 되는 큰 차이가 났다."

수혈 환자의 생존율은 무수혈 환자의 40%에 불과하다

이와 비슷한 보고는 일본에도 있다.

"수혈량이 많은 사례일수록 생존율은 나빴다."

다음은 1991년에 발표된 교토부립 의과대학의 임상논문이다.

"1973년, Opelz가 신장이식에 미치는 수혈의 영향에 관해 보고한 이후, 수혈 면역억제효과가 갑자기 주목을 받게 되었다. 최근 서양에서만이 아니라 일본에서도 암환자 수술 후의 생존율은 수혈한 그룹이 하지 않은 그룹보다 낮다는 보고가 도처에서 있게 되었다" [상기 논문 '머리말'에서]

다음의 내용은 위암환자 생존율을 '수혈'과 '무수혈'로 비교한 것이다.

"위암 422건을 'A : 무수혈 그룹'(226건), 'B : 1000㎖ 미만의 소수혈 그룹'(105건), 'C : 1000㎖ 이상의 다수혈 그룹'(91건)으로 나누어 수혈이 위

암 생존율에 미치는 영향을 검토하였다."(상기 논문, 요약)

그 결과, 5년 생존율은 A : 80.5%, B : 46.4%, C : 32.6%로 수혈한 암환자 쪽의 생존율은 격감하였다. '1000㎖ 미만의 B : 소수혈 그룹'의 생존율은 거의 반으로 감소하였으며, 'C : 다수혈 그룹'의 생존율은 'A : 무수혈 그룹'의 겨우 40%에 불과했다. **타인으로부터 받은 수혈이 암환자의 면역력을 억제하였기 때문에 암 재발 등이 가속화되어 '수혈' 그룹은 생명을 잃은 것이다.**

이 논문의 결론은 이렇다.

"수혈량이 많았던 증례는 예후 불량인자가 보다 많이 함유되어 있었다.", "수혈이 생존율을 떨어뜨리고 있을 가능성이 크다.", "암 수술의 수혈은 충분히 고려해야 한다는 점을 강조하고 싶다."

이와 동일한 연구를 일본의 보에이 의과대학교에서도 실시하고 있다. 그 연구에서도 역시 대량수혈 그룹(69건)의 생존율은 무수혈 그룹(144건)에 비해서 현저하게 낮았다. 그리고 교토부립 의과대학의 논문과 마찬가지로 수혈이 (위암)절제 후의 예후를 악화시킬 가능성을 지적하고 있다.

"악성 종양에 대한 절제 전후에 수혈을 받은 환자에게서는 수혈을 받지 않은 그룹에 비해 예후가 나쁘다는 결과가, 대장암, 유방암, 폐암, 신장암 등에서 나타나 있다."(보에이 의과대학 논문)

당신과 가족이 암 치료를 위해 수술을 받는다고 하자.

그때, 수혈은 단호하게 거절해야 한다. 암의 3대 요법, 즉 '항암제', '방사선', '수술'은 어느 것이나 환자의 면역력을 떨어뜨리고 암을 증식시킨다. 3대 요법의 정체는 '발암요법'인 것이다. 그러나 거기에 또 하나 '수혈'을 추가해야 한다.

후생노동성은 연간 암 사망자를 36만 명이라고 공표하였다. 그러나 그중의 80%인 29만 명은 암이 아니라 암 치료로 죽임을 당하고 있는 것이다. 그 중대한 요인 중의 하나가 수혈이었던 것이다. 이 엄청난 사실을 대부분의 사람들은 전혀 모르고 있다.

수혈은 종양 증식과 전이를 촉진한다

수혈은 암환자의 사망률을 악화시킴과 동시에 암 전이도 가속화시킨다. 동물실험에서는 "수혈이 종양 증식과 전이를 촉진한다."고 경고하고 있다.

- ▶ "수혈에 의해 실험용 흰쥐 피하에 접종한 육종 발육이 촉진되어 림프구 반응성이 저하되고 혈장 림프구 억제 활성이 항진하였다." (1981년, 프란시스)
- ▶ "수혈로 인해 실험용 흰쥐의 종양이 폐로의 전이가 촉진되었다." (1987년, 클라크)
- ▶ "수혈을 하면 실험용 흰쥐의 종양이 폐로 전이되는 것을 확인." (1987년, 사일러)

이상은 다른 계통간의 수혈로 인한 암 전이 보고이다. 그러나 동일한 계통의 생쥐로부터의 수혈에서도 암 전이는 확인되었다.

▶ '같은 계통의 생쥐에서 채취하여 일정 기간 냉장보존된 혈액 속의 혈구 성분이 폐암의 폐 전이 형성을 촉진한다는 것을 관찰하였다' (1991년, 이치쿠라 논문)

이처럼 수혈의 '면역억제' 작용에 관한 연구도 다수 존재한다. 거기서는 '항원자극에 대한 림프구 반응성 저하', 'NK세포 활성 저하' 등이 지적되었다.

"수혈이 악성종양 절제 후의 예후를 악화시키는 메커니즘의 설명에는 다양한 접근법이 필요할 것이다.", "최근에는 자신의 혈액을 수혈하는 방법도 있지만 우리들의 동물실험에서도 밝혀진 것처럼 비록 자신의 혈액이라도 장기간 보존한 후 수혈하면 종양 전이를 촉진할 가능성이 있다." (이치쿠라 외 논문, 요약)

암 수술 등에서 당연한 것처럼 행해지고 있는 수혈. 그것이야말로 강력한 암 재발, 증식, 전이를 가속화시키고 있는 것이다.

즉, 결론은 이렇다.

수혈은 절대로 하지 마시오!

PART 05

혈액제제와 부작용으로 병원은 떼돈을 벌고 있다

우츠미 사토루(내과 의사)

> 혈액제제는 C형 간염바이러스의 감염률이 높은 매혈자 수만 명의 혈액을 풀장 같은 곳에 한데 모아서 만들어지기 때문에 바이러스의 혼입을 피할 수 없다.

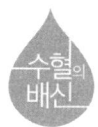

수혈은 다이아몬드만큼 돈벌이가 된다

의학계에는 'Blood Diamond'라는 은어가 있다. "피는 다이아몬드만큼이나 돈벌이가 된다."는 의미다.

그 배경에는 혈액 원료의 무한한 공급 가능성이 존재한다. **사람들의 선의를 이용해 헌혈을 유도하고, 가난한 개발도상국으로부터는 매혈을 통해 공짜나 다름없는 가격으로 대량으로 구입하기 때문에 혈액의 '원료 가격'이 턱없이 싼 것이다.** 그것을 대형 풀장 같은 곳에 모아 혈액제제 등의 원료로 만드는 것이 일본적십자사의 일이다.

문자 그대로 '새빨간 피의 풀장'이 존재하며, 그곳에는 누구로부터 채취했는지 알 수 없는 수천, 수만 명의 혈액이 혼합되어 풀장에서 '가공'되고 있다. 특정한 성분을 추출하여 그것을 '혈액제제'라는 의약품으로 둔갑시키는 것이다. 약값이 1g에 7백만 엔(한화로 약 7천만 원)인 혈액제제도 있어서, 그것들은 막대한 수익을 내고 있다.

이러한 혈액제제를 팔아서 수익을 내고, 게다가 수혈을 통해 의료이권 집단이 돈벌이를 하는 시스템이 존재한다. 그 결과가 수혈에 수반되는 감염증이라고 할 수 있다. 그리고 일본이라는 나라는 의료이권 집단이 '돈벌이를 하기' 위한 안마당이 되었다. **전 세계에서 혈액제제를 가장 많이 소비하고 있는 나라, 그 나라가 바로 일본이다.**

수혈로 인한 간염과 에이즈 감염의 비극

우리가 뉴스 등을 통해 자주 보고 듣는 간염과 에이즈, 그중에서도 C형 간염 문제는 혈액제제로 인한 피해자가 수만 명이나 발생한 엄청나게 규모가 큰 부작용 사건이다.

병원 측에서 출산을 위해 입원한 환자에게는 알리지도 않은 채 '지혈용'으로 혈액제제인 '피브리노겐(fibrinogen)'을 주사함으로써 임산부들이 C형 간염바이러스(HCV)에 감염되었다는 것이 사건의 개요이다. 피해를 입은 여성들은 국가와 제조사에 손해배상을 청구하는 소송을 제기하였다.

감염되면 피해자에게는 만성간염이 발생한다. 더군다나 발생한 만성간염은 10~40년 후에 간경변과 간암으로 진행되어 간다. 간암이 발병하여 사망하는 희생자는 연간 약 3만 명이라고 한다. 그리고 '간암의 80%는 C형 간염이 원인'이라고 단언하는 전문가도 있다. 사실 대형병원에서 근무하던 시절에 소화기내과 의사였던 나의 경험으로 보아도

이 수치가 과장된 것은 아니라고 생각한다.

동일한 약제에서 이 정도로 피해가 나오고 현장에서 여러 차례에 걸쳐 위험성과 감염사례 보고 및 경고가 있었음에도 불구하고 제품의 판매중지 및 자진회수가 이루어지기까지는 23년이나 걸렸다.

혈액제제로 인한 에이즈 사건 등은 여러 차례 반복해서 경고가 있었고, 문제가 된 혈액제제는 병원들도 자발적으로 사용하지 않을 만큼 현장에서는 감염의 위험성이 인식되고 있었음에도 불구하고 결국은 혈우병 환자의 40%가 감염되어 2차 피해가 발생하였다. 환자들이 집단적으로 분노를 표출하기까지 후생노동성은 방치하고 있었던 것이다. 이것은 전형적으로 행정기관과 사법부의 흑막이 만들어낸 혈액제제 부작용 사건이다.

이러한 시스템은 지금도 전혀 달라진 것이 없다. 어떻게 국가가 국민의 생명보다도 제약회사의 이익을 우선시하는지 이해할 수 없다.

아무 효과도 없는 가짜 약을 투여 받았던 거대한 '아이러니'

여기에는 또 한 가지 거대한 '아이러니'가 존재한다. '피브리노겐(fibrinogen)'에는 지혈효과가 전혀 없었던 것이다. C형 간염 소송 변호인단에 의하면 원래 '피브리노겐' 자체에 지혈작용이 없음에도 불구하고 제대로 된 임상실험도 하지 않은 채 국가가 이것을 인가했다는 것이다.

가짜 약을 국가가 승인했다는 것은 결코 우연이 아니다. 혈액제제 대부분이 백해무익한 가짜 약이라 해도 과언이 아니다. 원고의 변호인

단은 이렇게 고발하고 있다.

"혈액제제는 C형 간염바이러스의 감염률이 높은 매혈자 수만 명의 혈액을 풀장 같은 곳에 한데 모아서 만들어지기 때문에 바이러스의 혼입을 피할 수 없다."

다른 혈액제제도 마찬가지겠지만, 그렇게 위험한 것이 1g에 수만~수백만 엔의 가격이 매겨진 Blood Diamond로 둔갑한 것이다.

혈청간염에 관해서는, 이를테면 1971년 미국의 보고에 의하면 "수혈로 인해 혈청간염에 걸리는 사람이 연간 3만 명, 그중 10%에 해당하는 3천 명 정도가 사망한다. 잠재성이 있는 사람을 포함하면 연간 10만 명이 수혈로 인해 혈청간염에 걸린다고 추정된다."고 한다.

혈액제제는 수만 명이나 되는 매혈자들의 혈액을 원료로 하기 때문에 단 한 명의 감염자 혈액이 섞이기만 해도 모든 제품은 폐기처분 대상 품목이 된다. 실제로 그런 일이 있었기 때문에 간염과 에이즈 부작용 사건이 계속 확산되어 왔다.

너무나도 위험한 엉터리 혈액검사

간염, 에이즈, 매독, 혹은 동양인에게 잘 알려져 있지 않은 말라리아나 BSE 등, 수혈로 발생한 감염증은 다수 존재하며, 그 밖에도 병명을 알 수 없는 감염증과 변종 감염증이 무수히 많다. 이러한 사태를 초래한 것은 혈액검사 방법에 문제가 있기 때문이다.

그중 한 가지는, 감염증에는 여러 가지가 있으나 그것들을 모두 검사로 커버할 수 없다는 점이다. 모든 감염증을 망라하는 검사는 현재로서는 존재하지 않는다. 또 한 가지는, 검사할 수 있는 감염증이라도 제대로 파악하지 못하고 지나쳐 버릴 가능성이 있다는 점이다. 감염증에 오염된 혈액이라도 현재의 항체검사로는 감염된 지 약 22일간은 발견해낼 수 없다.

"검사로 확인할 수 있을 때까지 면역계가 항체를 만들어내는 데는 2~8주간이 소요된다. 그 기간을 '윈도우 피리어드(Window Period)'라고 한다." (미국 질병예방관리센터 : CDC)

이른바 '바이러스 잠복 기간'이라는 것이 있다. 드물게는 6개월이 걸리는 수도 있다고 한다.

수혈은 끝없는 악순환만 조장한다

인류는 수혈감염증을 해결하는 기술을 현재로서는 보유하고 있지 않다. 이를테면, 한국전쟁 때 혈장을 주입 받은 사람들의 거의 22%가 간염에 걸렸는데, 그 비율은 제2차 세계대전 때에 비해 약 3배나 되는 것이다. 1970년대가 되자 미국 질병예방관리센터는 수혈에 수반되는 간염으로 매년 3천5백 명 정도가 사망하고 있다고 발표하였다.

최근 B형과 C형 간염 등의 감염은 감소하고 있지만, 간염은 A, B, C만이 아니라 D형과 E형 등을 포함하여 여러 종류에 이른다는 것이 밝혀졌다. 즉, 끝없는 악순환만 계속된다고 할 수 있다.

초창기에는 A형 간염과 B형 간염이 문제가 되었지만, 이제 그것을 검사할 수 있게 되자 인류는 어느새 방심해 버렸다. 그 결과로 새롭게 양산된 수혈감염은 모두 익히 알고 있는 C형 간염(당시에는 '비(非)A, 비(非)B형 간염'이라고 하였음)이다. 이 바이러스의 출현에 의해 이스라엘, 이탈리아, 일본, 스페인, 스웨덴, 미국을 포함하여 수혈을 받은 사람의 8~17%가 이 간염에 걸렸다고 한다.

그러나 그것으로 끝난 것은 아니다. 〈The New York Times〉는 1990년의 시점에서 이렇게 언급했었다.

"전문가들은 그 외에도 간염의 원인이 되는 바이러스가 있다는 것을 확신하고 있다. 만약 그것이 발견되기라도 하면 E형 간염과 같은 명칭으로 불리게 될 것이다."

그리고 오늘날 바로 그 예언대로 A~G와 TT 등의 새로운 간염 바이러스가 존재한다는 것이 이미 판명되었다. 참으로 끝없는 악순환이 계속 이어지고 있는 것이다.

이러한 상황에 대해 미국적십자사의 책임자 중 한 사람은 비용 문제를 예로 들면서 "확산될 가능성이 있는 각각의 감염물질에 대해 검사다운 검사를 하는 것은 불가능하다."고 당당히 밝히고 있다.

즉, 아무리 검사를 해도 끝없는 악순환 때문에 헛수고가 된다는 점은 인정하지만 비즈니스를 중단할 생각은 없다는 것이다.

매년 10만 명의 미국인이 수혈로 간염에 걸리고 있다

〈Time〉지는 1984년의 시점에서 "매년 약 10만 명의 미국인이 수혈로 인해 간염에 걸렸고, 그 주된 원인은 소거법이 아니면 실체를 알 수 없는 정체불명의 바이러스다."라고 밝히고 있다. 무려 30년이나 앞서 알고 있었던 것이다.

또한 〈Time〉지는 6천5백 건이 넘는 에이즈(후천성면역결핍증)의 사례에 관해 보고하고 있는데, 그중에는 수혈과 관련된 증례가 있다. 최종적인 사망률은 90% 내지 그 이상이 된다고 생각되지만, 희생자 절반 가까이가 이미 사망하였다고 밝히고 있다.

〈U.S. News & World Report〉지는 미국에서 수혈을 받은 사람들의 대략 5%가 간염에 걸렸고, 그 숫자는 연간 17만5천 명에 이른다고 지적하고 있다. 그중 약 절반은 만성적인 보균자가 되었고, 적어도 5명에 1명은 간경변이나 간암에 걸려 매년 약 4천명은 사망한다고 추정하고 있다.

이처럼 얼마만큼의 사람이 수혈로 인한 감염으로 사망하고 있는지, 전 세계적으로 아무도 명확히 알 수 없는 실정이다.

"현재의 상황은 승객을 가득 태운 대형 비행기가 매일 1대씩 추락하는 사태와 같다."고 경제학자 로스 에커트 씨는 밝히고 있다.

이러한 사실은 모두 과실에 의한 인재가 아니다. 모든 것은 확신범의 범죄행위처럼 저질러지고 있으며 돈벌이 수단으로 행해지고 있다. 그 결과 오늘날의 일본처럼 감염증 만연 상태에 이르게 된 것은 모든 사람들이 익히 알고 있는 바다.

간염이 만연하면 의료업계는 간염 치료를 포함하여 더 많은 돈벌이를 할 수 있다. 오늘날 간염 치료의 기본은 인터페론이지만, 그것은 약값이 대단히 비쌀 뿐만 아니라 너무나 부작용이 크다. 그렇게 되면 또 그 부작용에 대해 약을 팔 수가 있다.

이러한 약은 대부분 석유로 정제한 물질이다. 그러므로 세계적으로 석유를 좌우지하는 일족인 록펠러 집안이 의학의 지배체계에 깊이 연루되어 있다. 이러한 사실을 말하면 '음모론자'라는 라벨이 붙여지겠지만, 이것은 음모론도 그 무엇도 아니며 자세히 알아보면 즉시 밝혀지는 '현실'이다.

충분한 대응책도 없는 혈액제제로 에이즈에 걸린 비극

에이즈의 확산도 간염과 다를 바 없다고 할 수 있다. 에이즈의 원인이 되고 있는 것은 '인간 면역결핍 바이러스(HIV)'이며 혈액을 매개체로 하여 확산되고 있다.

오늘날의 에이즈가 세상에 알려지기 시작한 것은 1981년경이지만 전문가들은 그 이듬해인 1982년, 에이즈 바이러스가 혈액제제를 통해 전염될 가능성이 있다는 점을 밝혔다. 그러나 충분한 대응책은 전혀 준비되지 않았다. 특히 이권이 얽힌 혈액업계의 반응은 지지부진했다. 헌혈자의 혈액검사는 1985년이 되어서야 겨우 시작되었지만, 그 당시에 재고로 남아있던 혈액제제에 대한 검사는 실시되지 않았다고 여겨진다. 또한 앞서 언급한 '윈도우 피리어드' 문제는 에이즈에도 엄연히 존재한다. 이를테면, 어떤 에이즈 감염사고에서 다음과 같은 경우가 있었다.

1999년 7월에 일본 간토 지방의 적십자사 혈액센터에서 채혈했을 때 항체검사는 음성이었다. 혈액은 적혈구제제 등으로 가공되어 8월과 9월에 제각기 다른 환자에게 투여되었다. 그리고 여분의 혈액은 같은 해 9월28일에 혈장분획제제(血漿分劃製劑) 원료로 일본적십자사 혈장분획센터로 보내져, 원료로 사용하기 직전의 핵산증폭검사(NAT)에서 HIV에 감염되었다는 것이 겨우 판명되었다. 즉 처음 검사에서는 'HIV 음성'이라고 나왔던 것이 2개월 이상이 경과하자 사실은 양성이었다는 점이 겨우 밝혀진 것이다.

안타깝게도 오늘날의 항체검사로는 감염이 되었어도 약 22일간은 검사를 통해 발견해낼 수 없다. 핵산증폭검사(NAT)는 항원·항체검사보다 '윈도우 피리어드'를 단축할 수 있는 것은 확실하지만, 역시 즉석에서 확인할 수는 없다. 그러므로 수혈액이 HIV검사에서 '안전'이라고 판정되어도 안심할 수 없는 것이다.

"'윈도우 피리어드'에 있는 HIV는 검출되지 않아도 감염된다. 실제로 이 시기는 에이즈에 감염된 직후의 혈액제공자의 피를 수혈하면 대체로 감염되기 쉽다."(샌프란시스코 에이즈재단)

수혈로 인해 전 세계적으로 확산되는 감염증

이를테면 인도네시아에서는 "국내에서 2천5백 명이나 되는 사람들이 에이즈에 걸렸다."고 자카르타신문이 전하고 있다.

프랑스에서는 1982년부터 1985년 사이에 이루어진 수혈이 원인이 되어 6천 명에서 8천 명이 에이즈에 감염되었다고 추정되며, 아프리카 전체에서 에이즈 감염의 10%, 또 파키스탄에서 에이즈 환자의 40%는 수혈이 원인이라고 추정되고 있다.

'인간 면역결핍 바이러스 전염병에 관한 대통령 위원회'에서 활동했던 텔리자 · L · 크렌쇼 박사의 추정에 의하면 미국에서만도 해마다 대략 200만 건의 불필요한 수혈이 행해지고 있으며, 저장 혈액을 사용한 수혈의 약 절반은 안 해도 될 수 있었던 것이라고 지적하고 있다.

즉, **하지 않아도 될 수혈이 행해져, 그것이 여러 가지 감염증을 폭발적으로 확산시키는 원인이 된 것**이다.

캐나다에서는 1986년부터 1987년에 걸쳐 전 인구 2천5백만 명 중 130만 명이 헌혈을 했다. 미국에서는 1990년에 1200만 내지 1400만 단위의 혈액이 수혈로 사용되었다는 통계가 나와 있다. 그렇다면 도대체 몇 명이나 되는 사람들이 감염되었을까?

2005년 4월, 체코의 프라하에서 개최된 의학학회에서 미국 국립위생연구소의 하비 · G 클라인 박사는 이렇게 지적하고 있다.

"혈액을 모아서 관리하는 사람들은, 수혈에 의한 전염병을 예방하는 측면에서 보자면 에이즈가 등장한 초기와 같은 무방비 상태이다."

수혈을 매개체로 하여 감염증이 전 세계적으로 계속 확산되고 있다는 것을 알 수 있다. 그러나 이와 같은 혈액이권 집단들과 그것을 승인하는 국가기관의 행동은 태만함을 넘어 확신범의 행위와 똑같은 것이라고 추측하는 편이 낫다.

1990년대의 경고에 일본은

광우병으로 알려진 '크로이츠펠트 야콥병'과 '프리온병'도 또한 혈액을 통해 확산된 '위협'이다. 영국 정부는 1990년대에 수출한 혈액제제에는 야콥병이 발생할 우려가 있다고 경고하고 있었다.

2006년의 일본 〈홋카이도신문〉 기사에 의하면 이와 같은 수혈제제의 위험성은 일본에는 통보되지 않았지만 다른 나라에는 일부 통보되었다. 브라질과 터키로 수출된 혈액제제의 위험도가 가장 높아서, 터키 정부는 혈액제제를 사용한 환자에 대해 추적조사를 하고 있다. 브루나이, 아랍에미리트, 인도, 요르단, 오만, 싱가포르 등, 6개국에 수출된 제품도 주의가 필요하다고 통보되었다. 프랑스는 문제의 혈액제제를 10개국에 재수출하였지만 그 나라들의 이름은 밝히지 않았다.

일본에서도 1997년에 '일본 헤키스토 마리온 루세루 주식회사'와 '헤키스토 약품공업주식회사', '일반재단법인 화학 및 혈청연구소', '미도리쥬지'(현, 타나베 미츠비시제약) 등이 다음과 같은 내용을 각 병원에 통보했다.

"그런데 이번 '안스로빈P(헌혈유래)'의 원료가 되는 혈액에 크로이츠펠트 야곱병(CJD)으로 진단받은 헌혈자의 혈장이 포함되어 있다는 것이 일본적십자사로부터의 연락에 의해 판명되어, 후생노동성의 지도하에 해당 제제에 관해서는 회수 등의 안내를 드렸습니다. (생략) 현 시점에서는 주치의 선생님의 판단에 따라 필요하다면 상기사항을 해당 제제를 투여 받은 환자에게 설명해 주시는 것이 바람직하다고 사료됩니다."

'필요하다면', '바람직하다'….

마치 '남의 일'처럼 말하다니! 기가 막힐 노릇이다.

수혈로 언제 어디서 어떤 바이러스가 침입할지 알 수 없다

후생노동성의 조사를 통해 1985년 이후 크로이츠펠트 야곱병(CJD)으로 진단받은 806명 중에서 헌혈 경력이 있는 10명 중 3명의 헌혈 횟수와 시기를 추적조사한 바, 그 혈장으로 혈액제제가 제조되었다는 점이 판명되자 1997년 8월, 혈액제제의 대규모 회수가 시작되었다.

회수 대상이 된 제제는 3개 회사의 제품 여섯 종류에 5만 5천 701개이다. 제조는 '일본적십자사', '일본제약', '화학 및 혈청연구소'인데, 단 3명의 혈장임에도 불구하고 이처럼 많은 양이 회수 대상이 된다는 것은 앞서 언급한 대로 수많은 헌혈자들의 혈액을 한곳에 모아놓은 '풀장'에서 처리되기 때문이다. 더구나 같은 해 10월에는 크로이츠펠트 야곱병(CJD)을 앓았던 사람이 헌혈한 피가 섞인 혈액으로 제조된 제품이 출하된 것이 판명되자, 이번에는 11개 제품 33만 784개가 회수 대상이 되었다.

참고로 말하자면, 이것은 오늘날에도 줄곧 계속되는 문제점이다. 일본의 알부민 국내자급률은 4분의 1정도이고 나머지 대부분은 미국에서 수입한 것이다. 일본은 외국으로부터 알부민을 비롯하여 대량의 혈액제제를 수입하고 있는데, 수입되는 미국제 혈액제제의 원료 다수는 헌혈이 아니라 돈을 주고 채혈한 피다. 더군다나 미국인 3만 명을 대상으로 한 어느 설문조사에서는 피를 제공한 사람들 중 약 2%가 "매춘행위를 한 적이 있습니까?", "마약을 사용한 적이 있습니까?", "어떤 질병에 감염된 적이 있습니까?"라는 질문에 "없다."고 허위로 대답하였다는 보고도 있다고 한다.

이런 상황에서는 언제 어디서 어떤 바이러스가 침입해 들어올지 아무도 알 수 없는 노릇이다.

혈액제제의 너무나도 무책임한 판매 실태

그리고 사실 일본은 혈액제제를 남용하는 국가로, 그것의 사용 가이드라인(이 가이드라인도 잘못된 것이지만)조차 전혀 지켜지지 않고 있다.

다음의 내용은 2005년 11월 3일자 〈닛케이신문〉에 게재된 기사이다.

"수혈용 혈액 등 혈액제제 사용량이 지방자치단체에 따라 큰 차이가 난다는 것이 12일까지의 후생노동성 연구팀의 조사로 밝혀졌다. 혈액제제에 따라서는 최대 10배 가까이 차이가 난다. 사용량이 많을수록 바이러스 감염 등의 위험도가 증가하고, 후생노동성이 목표로 하는 혈액제제의 국내자급률도 날이 갈수록 감소하므로, 후생노동성은 사용량이 가장 많은 지방자치단체와 병원의 개별조사에 나섰다. 조사는 전국의 약 8천 개 일반 병원을 대상으로 하였는데 회신이 온 곳은 2572개 병원이다. 적혈구와 신선동결혈장 등의 수혈용 혈액은 2000~2002년 사이의 사용량을, 혈장 성분에서 단백질을 추출한 '혈장분획제제'는 2002년도의 연간 사용량을 조사하였다. 지방자치단체별로 사용량을 종합하였더니 적혈구를 제외하고는 모두 큰 차이가 난다는 것이 판명되었다. (생략) 이를테면 혈소판에서는 가장 많은 오키나와와 가장 적은 오이타의 차이가 9.5배나 되었다."

혈액제제의 사용량은 지방자치단체에 따라 최대 10배 가까이 큰 차이가 나는데도 불구하고 그것이 어떤 결과를 초래할지에 대해서는 전국의 어느 연구기관도 연구하고 있지 않았다. 이 책이 인용하는 외국 데이터를 참고로 한다면, **혈액제제 사용량이 많은 지방자치단체에서는 도대체 어떤 피해가 발생할지 상상이 가지 않는 정도**이다.

일본은 혈액제제와 수혈제제의 비정상적인 소비대국이다

원래 일본은 혈액 수입국으로 전 세계에서 거래되는 혈장의 약 3분의 1을 소비하고 있으며 최대 거래처는 미국이라고 한다. 또한 혈액성분의 96%는 수입으로 충당하며 그 대부분은 역시 미국에서 수입한 것이다.

이제까지 살펴본 것처럼 적십자사 계열의 기업과 외국자본의 제약회사(혈액은행업계)는 혈액제제의 위험으로부터 사람들을 보호하기보다는 자신들의 수익을 올리는 일에만 관심을 가지고 있는 것이다. 그러므로 모든 위험성이 무시된 채 지금의 상황에 이르렀다. 그러나 외국에서는 수혈에 대한 개념을 바꾸는 의사들이 최근 몇 년 사이에 점차 증가일로에 있다. 이러한 의사들은 온갖 종류의 대수술을 수혈 없이 하고 있는데, 이 점에 관해서는 제6장을 참조하기 바란다.

유감스럽게도 시대에 뒤떨어진 일본 의사들은 이러한 새로운 상황조차 알지 못하며, 지금도 여전히 수혈하지 않아도 될 사람들에게까지 수혈을 강요하고 있다. 왜냐하면 수혈비즈니스는 바야흐로 거대한 사업이 되었으며, 혈액 없이는 현대의 의료 비즈니스가 더 이상 성립되지 않기 때문이다.

그들은 현재 매년 2억 단위나 되는 혈액을 사람들의 몸에서 빼내가고 있다. 그것은 8백만 명 분의 혈액량에 해당한다. **표면적인 목적은 "환자를 살린다."**는 것이다. 그러나 진정한 목적은 '**제약회사의 수익을 돕기 위함**'인 것이다.

부족한 것은 혈액이 아니라 혈액에 대한 지식이다

'그들'은 항상 호소하고 있다.

"수혈용 혈액이 모자랍니다!"

"사랑의 헌혈에 협력해 주시기 바랍니다!"

"전 세계적으로 매년 4억5천만 단위의 혈액이 부족합니다."

지구상의 인구 82%는 개발도상국의 사람들이다. 그러나 그곳에서 공급되는 혈액량은 전 세계 공급량의 40% 미만이다. 케냐의 영자신문인 《Nation》은 이렇게 한탄하고 있다.

"매일, 수혈이 필요한 수술의 절반 가까이가 혈액 부족으로 인해 중지되거나 연기되고 있다."

그러나 그것은 수혈 신앙에 의해 '세뇌' 당한 결과일 뿐이다. 그들은 무수혈로 수술이 가능한 것을 전혀 모르고 있다. 부족한 것은 혈액이 아니라 혈액에 대한 지식이다.

'스무 살의 헌혈', '사랑의 헌혈' 캠페인 따위는 흡혈귀들의 가증스러운 속임수에 불과하다. 더욱 한심스럽게도 의학계나 제약회사도 국민을 살린다거나 치유할 의도가 전혀 없다.

그들은 확신범으로서 그런 식으로 헌혈을 계속 이용하며 확산시켜 왔다. 이처럼 국가에서 운영하는 일본적십자사의 이권이 얽힌 혈액에 관련된 치료가 국민들에게 치유와 행복을 가져다주는 일 따위는 있을 수 없다.

PART 06

무수혈 수술이 세계적인 흐름이다

후나세 슌스케(환경평론가)

"

우리들은 수혈을
'가장 위험성이 높고 오류가 발생하기 쉬운' 의료로 간주한다.

"

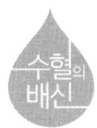

날이 갈수록 고조되는 수혈에 대한 경종

"수혈은 많은 환자에게 혜택을 주기보다는 해가 될 가능성이 있다.",
"수혈은 미국 의학계가 직면한 최대 과제 중의 하나이다."(듀크 대학, 조나단 스타무라 교수 '미국 과학아카데미' 정기간행물, 2007년 10월 9일)

의학계에서 수혈 치료에 대한 경종은 날이 갈수록 고조되고 있다.

"수혈은 비싼 비용과 위험성으로 인해 특히 중대한 문제이다. **우리들은 수혈을 '가장 위험성이 높고 오류가 발생하기 쉬운' 의료로 간주한다.**"(미국 병원인정합동위원회 '수혈', 1989년)

세계로 눈을 돌려 살펴보면 바야흐로 수혈 비판 논문과 문헌은 수없이 많아 이 책 지면 전체에 다 기록할 수 없을 정도이다.

'여호와의 증인' 웹사이트 '무수혈 치료'에는 세계의 동향이 기술되어 있다.

"수혈은 생명을 구하는 걸로 생각하는 사람은 많이 있습니다. 그러나 수혈에는 여러 가지 위험이 수반됩니다. 수혈을 한 결과 수천수만 명의 사람들이 죽고, 더군다나 많은 사람들이 중병에 시달리며 오랜 세월동안 부작용으로 고생하고 있습니다. 그러므로 '피를 멀리하라'는 성경의 권고에 주의를 기울이는 것은 오늘날에도 지혜로운 일입니다."

종교단체 '여호와의 증인'은 성경의 창세기 9장 4절, 레위기 7장 27절, 사도행전 15장 29절에 근거한 '피를 멀리하라'는 성경의 가르침을 고수하고 있다. 일본의 신자는 약 22만 명, 전 세계적으로는 820만 명이 넘는다(2015년, 여호와의 증인 연감).

수혈교의 맹신자인 의사들

일본에서는 그들의 완고한 수혈거부가 잘못 받아들여지고 있다. 그들은 광신적인 종교집단으로 오인해 온 의료관계자도 많다. 그러나 정말로 광신적인 것은 '수혈교' 신자인 의사들이었다.

성경의 지침은 의학적으로도 옳았다! 우리는 편견을 버리고 '여호와의 증인'의 충고에 귀를 기울여야 한다.

그들은 탄압과 박해도 견뎌내며 수혈을 대체하는 치료를 요청하였다. 그 결과 의학계의 개선에 기여한 그들의 공적은 참으로 크다고 할 수 있다.

" '여호와의 증인'은 최선의 의료조처를 적극적으로 추구한다. 외과의사가 담당하는 환자 중에서 집단으로서는 혈액에 관해 가장 지식이

많은 사람들이다."(리처드 K 스펜스 박사, 외과의사)

그 혜택은 '여호와의 증인'을 초월하여 인류 전체에 파급되고 있다.

"무수혈 수술은 '여호와의 증인'만의 것이 아니라 모든 환자들의 것이다. 의사들은 그 무수혈 의료를 도입해야 한다."(독일, 요아힘 볼트 박사, 마취학 교수)

무수혈 수술의 선진 의료기관인 미국 잉글우드 병원

미국에서는 뉴저지주에 있는 잉글우드 병원이 무수혈 수술의 선진 의료기관으로 널리 알려져 있다. 〈Time〉지(1997년)에 이 병원에서 무수혈 수술을 받고 생명을 건진 한 청년의 에피소드가 소개되었다.

"미국 뉴저지주의 어느 병원에서 32세 생일날에 의식을 잃고 침대에 누워 있는 헨리 잭슨 씨는 의학적으로도 논리적으로도 전혀 가망성이 없었다. 그는 대량의 내출혈로 혈액의 90%를 잃었다. 헤모글로빈 수치는 정상수치인 13에서(어떤 의사가 '생존불가'라고 묘사한 불길한 수치임) 1.7로 급락하였다. 종교적인 이유로 수혈을 거부한 잭슨 씨는 가까스로 무수혈 치료를 하는 근처의 잉글우드 병원으로 이송되었다.

잭슨 씨가 병원에 도착하자마자 마취과장이며 중환자실장이기도 한 아리에 쉔더 박사와 그의 팀은 신속하게 대응하였다. 먼저 약물로 기본적인 마취를 하고 환자의 근육, 뇌, 폐 및 그 밖의 장기의 산소 수요를 줄였다. 이어서 고농도 철분과 비타민제를 투여하고 골수가 적혈구를 생산하도록 자극하는 조혈제인 에리스로포이에틴(EPO)을 충분히 투여하였다. 마지막으로는 체내에 남아 있는 소량의 혈액이 원활하게 순환되도록 정맥에 수액을 주입하였다.

인공호흡기에 의존하여 숨을 쉬던 잭슨 씨는 정맥에 한 방울의 혈액도 주입되지 않았어도 치료에 반응을 보이기 시작했다. 4일 만에 그의 혈구 수치는 상당히 회복되었다. 이윽고 의식을 되찾은 그는 믿을 수 없다는 듯이 고개를 옆으로 저으면서 '이런 도움이 없었다면 저는 죽었을 겁니다.'라고 말했다."

이러한 경우는 잉글우드 병원에 한해서만 있었던 것이 아니다. 이와 비슷한 사례는 비일비재하다.

수혈 수술은 이미 과거의 유물이다

"혈액을 다루는 사람들과 외과 수술을 하는 사람들은 모두 무수혈 수술을 고려하지 않으면 안 된다." (독일, 요아힘 볼트 박사, 마취학)

많은 의사들이 무수혈 수술의 필요성에 눈을 뜨기 시작했다.

첫 번째 계기는 에이즈 비극이었다. 수술할 때 수혈을 하는 것은 환자에게 에이즈 감염이라는 위험스런 짐을 지우게 하는 것이다. 더군다나 수술에 입회하는 의사와 간호사들도 혈액에 접촉하여 감염될 위험에 노출되었다. 당연히 혈액검사도 엄격해졌다.

"그럼에도 전문가들은 '위험성이 전혀 없는 수혈을 보증할 수는 없다.'고 밝히고 있습니다." ('여호와의 증인' 웹사이트)

한편, 무수혈 수술의 개척자 의사들은 자신에 차있다.

"수혈은 기본적으로 좋은 것이 아니다. 우리들은 어떤 환자이건 간에 가능한 한 수혈을 안 하려고 노력하고 있다.", "대부분의 의사들은 수혈에 관해 매뉴얼대로 대응하는 수밖에 없다. 분별력 없이 환자에게 대량수혈을 하는 것이다. 그러나 나는 그렇게는 하지 않는다."(알렉스 더포란스키 박사)

박사는 샌프란시스코 심장연구소 심장외과 주임이다. 실혈 위험이 많은 심장외과 의사조차도 무수혈 수술 쪽으로 방향 전환을 하고 있다.

그것은 수혈 수술이 이미 과거의 유물이 되고 있다는 증거다.

인체는 양동이가 아니다

"일반적인 환자에게 종래의 개복수술을 실시할 때는 수혈의 필요성은 존재하지 않는다." (요하네스 쉘 박사, 외과학 교수)

수혈에서 무수혈 수술로 – 많은 의료현장에서 의사들의 의식이 변화하고 있음을 읽을 수 있다. 자신들이 이제까지 해 온 수혈 의료의 어리석음과 위험성을 깨달았기 때문이다.

"왜 수혈하는 거지?"하고 물으면 의사는 당연하다는 듯이 대답한다. "출혈했으니까." 현대의 의학교육이 그렇게 가르치고 있기 때문이다.

"1 ℓ 출혈했다.", "그렇다면 1 ℓ 수혈해라."

마치 양동이의 물과 같다. 그러나 인체는 양동이가 아니다.

하지만 현대 의학은 인체를 '양동이'로 간주해 왔다. 말하자면 기계적 생명론이다. 인체는 그들에게 있어서 '기계'와 다를 바가 없는 것이다. 그러나 그것은 치명적인 오류이다. 인체는 '양동이'와 달리 생명활동을 하고 있다. 그것은 참으로 신비에 둘러싸인 세계이다.

타인의 혈액을 인체에 주입한다는 것은 '양동이'에 피를 쏟아 붓는 것과는 차원이 다르다.

치시마 박사의 예언

'장관조혈설(腸管造血說)' '세포가역설(細胞可逆說)' '세포신생설(細胞新生說)'을 50년 이상이나 앞선 1963년부터 제창한 치시마 기쿠오 박사. 그의 학설은 이단자로 취급되어 기성 학계로부터 탄압과 묵살을 당하는 괴로움을 당했다.

치시마 박사에게 사사하여 그의 학설을 병리학적으로 실증한 사람이 그의 제자인 모리시타 케이이치 박사이다. 이 두 사람에 의한 치시마·모리시타 학설은 반세기가 지난 오늘날 다시 각광을 받고 있다. 최근 화제가 되고 있는 iPS세포(만능세포)의 존재를 이미 50년 이상이나 앞서 입증한 것만으로도 두 사람의 위대함을 알만 하다.

"나는 iPS세포를 이미 50년 전에 발견하였는데…" 하면서 86세의 모리시타 박사는 여유로운 미소를 머금었다.

노벨상은 야마나카 교수(iPS세포를 발견해 냈다는 공로로 노벨상을 받음)가 아니라 치시마 박사와 모리시타 박사가 받아야 마땅할 것이다(보이지 않은 세력에 의해 좌지우지된 노벨상을 두 사람이 기뻐할 리도 없겠지만…).

이미 작고한 치시마 박사는 생전에 수혈의 위험성도 경고하였다.

"현대 의학에서는 영양보급을 위해서라거나 외과수술의 실혈을 보충한답시고 수혈을 하는 것이 상식처럼 되어 있다. 나는 수혈의 위험성에 관해 10년 전부터 입에 침이 마르도록 주장해 왔다. 그러나 의학계의 현실은 여전히 수혈을 계속하고 있다.", "혈청간염은 수혈을 받은 사람들의 18~20%에서 발생한다고 하지만 실제로는 이보다 훨씬 많이 발생하고 있음에 틀림없다."

또한 그는 감염증만이 아니라 타인의 혈액을 주입하는 일 자체의 위험성도 경고하였다.

"혈액 내로 주입된 혈액, 특히 적혈구는 병소(病巢)에 모여 비정상적인 조직을 점점 악화시키고 확대시킨다."

그것은 미래에 잇달아 발생할 GVHD와 급성폐장애 등의 비극을 변명의 여지가 없도록 정확하게 미리 내다본 것이었다.

대수술조차도 무수혈 수술이 가능하다

일본에서는 아직까지도 수혈의식이라는 숭배가 행해지고 있다. 그러나 미국과 유럽의 의사들은 훨씬 오래 전에 눈을 떴다. 최근 10여년 사이에 무수혈 수술 적용범위도 확대되었다.

> ▶ 1960년대 : 이미 심장병 수술에서 심방을 절개하는 '개심술'이, 고명한 외과 의사인 덴톤 크리 박사 팀에 의해 실시되었다.
> ▶ 1970년대 : 수혈에 의한 간염 환자가 격증하였기 때문에 많은 의

사들이 수혈 대체요법에 도전하기 시작했다.
- ▶ 1980년대 : 대규모 의료팀을 조직하여 무수혈 수술을 하는 그룹도 생겨났다. 에이즈 유행이 무수혈 수술의 흐름에 박차를 가하였다.
- ▶ 1990년대 : 수많은 병원이 환자가 무수혈 수술을 선택할 수 있도록 배려한 의료 프로그램을 도입하였다.

그리고 오늘날의 의사들은 이제까지 수혈이 필요하다고 여겨지던 수술·긴급조치에 대해서도 무수혈 수술을 채택하여 성공을 거두고 있다. 그들은 이렇게 당당하고 자랑스럽게 말하고 있다.

"심장, 혈관, 산부인과, 정형외과, 비뇨기과 대수술은 혈액과 혈액제제를 사용하지 않고도 완수할 수 있다." (D H W 원 의사, 캐나다 마취학회 간행물)

누가 무수혈 수술을 확산시켰는가

수술을 하는 의사들은 수술 중의 출혈에는 도무지 관심이 없다. 출혈한 분량만큼 수혈로 보충하면 된다는 안이한 생각을 가지고 있다. 그러나 무수혈 수술은 출혈이 되지 않도록 신중한 기술이 요구되고 있다. 무수혈 수술이 촉진되었다는 점은 질 높은 의료가 촉진되었다는 의미이다.

"수술시 출혈을 줄이는 수술 기법이야말로 외과 의사의 기술이다."

'여호와의 증인' 신도들에 대한 무수혈 수술은 담당 의사들을 단련시켰으며, 다양한 의료기술은 완성의 영역으로까지 향상되었다.

이를테면 심장외과 의사인 덴톤 크리 박사의 성공이 그 좋은 사례이다. 그는 수술 팀을 이끌고 27년 동안 663명의 환자들에게 무수혈 수술을 하였다. 그가 한 수술은 가장 어렵다고 하는 '개심'수술이었다. 그는 이 엄청나게 많은 성공사례를 통해 수혈하지 않고도 심장병 수술이 가능하다는 점을 증명한 것이다.

드라마 '설득'에 숨겨진 악의

이전에는 많은 사람들이 수혈을 거부하는 여호와의 증인을 오해하여 비난하고 공격해왔다. 일본에서도 여호와의 증인이 자기 자녀를 수혈거부로 죽게 했다며 여론몰이를 통해 그 부모를 단죄하였다. 그것은 '설득'이라는 TV 드라마로도 제작되었을 정도이다.

수혈거부 후 자녀가 사망하자 외과 의사들은 그것 보라는 듯이 부모를 비난하였다. 그러나 제2장에서 우츠미 의사가 언급한 것처럼 사망원인은 전혀 다른 곳에 있었던 것이다. 그럼에도 매스컴은 이거야말로 절호의 기회라는 듯이 '여호와의 증인'을 공격하는 캠페인에 이 비극을 이용하였다.

그 배경에는 분명히 '악의'가 있었다. 그것은 수혈로 막대한 수익을 올리는 혈액 마피아들에 의한 교묘한 여론조작이었다. 신문과 TV는 항상 대중조작을 통해 여론을 선동하고 있다. 그것은 지금도 교묘하게 행해지고 있다.

암 검진을 공공기관이 선전하고 있다. 그것은 암 마피아에 의한 환자 사냥이다. 어느 여배우 모녀가 TV에 나와서 자궁경부암 백신을 권한다. 역시 동일한 백신 관련 이권단체가 TV 방송국을 움직이고 있는 것이다.

남을 의심할 줄 모르는 순진한 사람들을 '세뇌'시키는 것은 그들에게는 갓난아기의 손목을 비트는 것보다 더 쉬운 일이다.

무수혈 수술에 대한 전망

탄압을 두려워하지 않고 정면으로 맞선 증인들. 그들의 생활방식을 '생명에 대한 경외심의 표출'이라고 영국 · 아일랜드 마취의협회의 《안내서》는 칭찬하고 있다.

여호와의 증인은 각자 개인의 입장에서 수혈을 거부한 것만이 아니다. 그 신념은 '보다 안전한 의료체제 혜택이 모든 사람에게 돌아가게 하기' 위한 원동력이 되었다.

"'여호와의 증인'은 노르웨이 보험제도의 중요한 분야의 개선과 나아가야 할 방향을 제시하고 후원해 주었다." (노르웨이 국립병원, 스틴 A 에벤센 교수)

"'여호와의 증인' 병원교섭위원회의 공헌에 의해, 오늘날 그들뿐만 아니라 일반 환자들도 불필요한 수혈을 받을 가능성이 낮아졌다." (미국 보스턴 대학교 법과대학 대학원, 찰스 바론 교수)

미국 국방성도 무수혈 수술을 연구 중이다

미국 국방성이 거액을 투자하여 무수혈 수술을 연구하고 있다는 정보도 있다. 즉, 미국 군당국은 수혈의 치명적인 폐해를 오래 전부터 알고 있었던 것이다.

병사의 생명은 군대에서는 '전투력'이다. 그것을 수혈 치료 부작용으로 상실한다는 것은 '전투력'을 스스로 포기하는 것과 다를 바 없다. 그래서 미군과 관련된 병원에서는 무수혈 치료를 도입하고 있는 것이다. 군부의 무수혈 치료는 잉글우드 병원이라는 특정 시설에서 행해지고 있다.

군대도 정부의 관할이므로 군부가 수혈의 위험성을 알고 대책을 강구한다면 미국 국민의 건강을 담당하는 FDA(미국식품의약국) 등도 '수혈에서 벗어나'야만 이치에 맞는 일이다. 그러나 "FDA가 무수혈 치료를 장려한다."와 같은 뉴스는 전해지지 않는다. 여기서도 미국이라는 국가가 록펠러 재벌과 같은 군사 마피아와 의료 마피아에 의해 지배당하고 있다는 것을 알 수 있다. 그들은 병사의 생명을 잃고 싶지 않지만 혈액이권도 잃어버리고 싶지 않은 것이다.

그러므로 군부의 무수혈 치료 채택은 중대한 사항이다.

억압받아 온 일본의 무수혈 치료

이제까지 외국의 무수혈 치료 실태에 관해 언급해 왔다. 돌이켜보건데 일본의 무수혈 의료는 어느 정도나 진척되어 있는 것일까?

무수혈 개척자의 한 사람으로서 야기타 아키쿠니 의사를 예로 들지 않으면 안 된다. 제4장에서도 언급한 것처럼 그는 "수혈을 하면 암세포가 증식한다."는 사실에 충격을 받고 무수혈 수술 임상실험에 도전한다.

그가 참여했던 후생노동성 연구반에서도 동일한 임상연구를 하고 있었다. 연구반 반장은 수혈팀의 쥬지 타케오 도쿄대학 교수(그 후, 일본 적십자사 소장 역임)였다. 동일한 연구에서도 "수혈을 하면 면역이 억제되고 암이 증식한다."는 사실이 확인되었다. 즉 후생노동성의 연구에서도 '수혈은 발암요법'임이 증명된 것이다.

그러나 웬일인지 그 충격적인 사실은 국민에게 알려지지 않았다. 매스컴을 통한 발표 등이 전혀 없었기 때문이다. 더구나 그런 충격적인 결과를 접수한 후생노동성이 암 수술에서의 수혈을 자숙하라든가 규제를 통보했던 것도 아니다.

무수혈 치료가 자가수혈요법이란 말인가

야기타 의사의 발견과 노력도 세상에 드러나지 않고 있다.

이처럼 일본의 의료 현장은 철저히 무사안일주의인 것이다. 의사도 연구자도 영혼을 빼앗긴 멍청이가 되었다. 그러한 현장에서는 외국에서 대두되고 있는 무수혈 의료행위 같은 일은 시작될 수가 없다.

일본 의료계에서는 무수혈 수술이라는 것이 자신의 혈액을 채혈해

두었다가 수혈하는 수술을 의미하는 정도이다. 이것은 사전에 자신의 혈액을 채혈하여 냉동 보존해 두었다가 수술 시에 수혈하는 것이다. 자신의 혈액이므로 혈액형 이상으로 부작용이 발생할 염려가 없다는 논리이다.

그러나 노력과 비용이 예상 밖으로 많이 든다. 현재 실시되고 있는 자가수혈(autologous transfusion)요법이라는 것은 수혈이나 마찬가지로, 병원은 폭리를 취하게 된다. 그렇다면 미국의 잉글우드 병원 등이 실행한 무수혈 조치를 하면 된다. 그러나 현대 일본 의학계는 채택하지 않을 것이다. 그렇게 하면 돈벌이가 되지 않기 때문이다.

또한 의학계는 그와 같이 주류를 벗어나 색다른 의료를 시도하는 의사를 절대로 용납하지 않는다. 야기타 의사도 훗날 거액의 의료 소송에 휘말렸다는 말이 들린다. 그 배후에 뭔가 있었던 것은 아닌지 염려된다.

70여 차례나 여호와의 증인을 수술했던 희귀한 의사

개인 차원에서 무수혈 수술에 도전해 온 보기 드문 의사가 있다. 오가네 나루히코라는 외과 의사이다.

그는 일찍이 암 환자에게 암 발병을 어떻게 알릴 것인가 하는 문제와 씨름하다가 호스피스를 갖춘 병원을 설립하였다. 게다가 의료 내용과 수술 내용의 공개 등, 선구적인 의료를 해온 의사로 알려져 있다. 한편으로는 소설과 에세이를 쓰기도 하는 작가로서 《무수혈 수술》이라는 저작물도 있다. 부제목인 '여호와의 증인들의 삶과 죽음'에서 알 수 있듯이 약 6천여 건이나 되는 외과 수술 중, 70여 차례에 걸쳐 여호와의 증인들을 수술하였다. '외과 수술에 출혈은 당연히 있게 마련'이라고 그는 말한다.

실제로 그가 체험한 수술 중에 발생한 대량 실혈사에 대한 상황 묘사는 박진감이 있다. 과연 작가라고 할 만한 감각으로 현장감을 표현하였다. 의사를 엄습하는 공포와 공황, 그 악몽을 극복하고 그는 여호와의 증인들이 희망하는 무수혈 수술을 받아들였다. 다행히도 70여 건의 무수혈 수술은 모두 성공했다. 임상기록을 보면 출혈량도 대단히 적었다는 것을 알 수 있다. 축적된 무수혈 수술의 경험이 수술기법의 수준을 향상시켰기 때문일 것이다.

진실을 알고 싶으면 보이지 않는 '울타리'를 쳐부숴라

일본에도 뛰는 사람 위에 나는 사람이 있다. 무수혈 수술을 무려 수천 건이나 해냈다는 경악할 만한 의사도 있는데, 그는 다름 아닌 히로세 테루오 의사이다. 무수혈 수술의 성과는 그의 저서 《무혈수술》(가네하라 출판)에 고스란히 수록되어 있다. 시술을 한 사람들은 모두 여호와의 증인이라고 한다.

한심스러운 것은, 이와 같은 무수혈 치료 실천자가 실제로 존재하고 있음에도 불구하고 일반 사람들에게는 거의 알려져 있지 않다는 점이다. 매스컴은 이러한 소중한 정보를 보도하지도 않고, 의학교육 현

장에서도 무수혈 치료 같은 것은 가르치지 않는다.

　매스컴과 의학교육은 악마적인 세력에 지배당하고 있다. 우리들은 먼저 그런 사실을 알아야 한다. 그렇지 않으면 우리들은 조작된 '정보'라는 '보이지 않는 울타리'에 갇힌 가축에 불과하다. 진실을 알려고 하는 투쟁이야말로 보이지 않는 울타리를 쳐부수는 것이다.

PART 07

수혈할
필요가 없다

우츠미 사토루(내과 의사)

"

사람의 혈액은 다양한 위험성이 있어서
대량의 방사선을 조사한 '죽어가는 혈액제제' 같은 것보다는
'링거주사액'을 대신 사용하는 것이 위험도가 낮다.

"

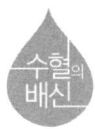

출혈 시의 대안과 그 개념에 관해

이제까지 수혈과 혈액제제의 위험성에 관해 언급해 왔지만 출혈 시의 문제점과 시비를 고려할 때는 의사의 입장에서 의학적인 대안에 관해서도 언급하지 않으면 안 된다고 생각한다.

먼저 그 점에 관해 언급해야 할 사람이 '링거주사액'으로 널리 알려진 시드니 링거(Sydney Ringer 1835~1910년)이다. '링거주사액'(흔히 '링겔'이라고 함)이야말로 그가 1882년, 오랜 고생 끝에 발명한 '생리적 전해질용액'이다. 여기서 '링거주사액' 발견에 관한 에피소드를 소개하고자 한다. 그가 어떤 동물의 심장 실험을 하고 있었을 때의 일이다.

동물에서 적출한 심장은 일반적으로 생리식염수에 보존한다. 그러면 심실의 수축이 약해지고 곧바로 멈춘다는 사실은 당시에도 널리 알려져 있었다. 그런데 그가 여느 때와 마찬가지로 '어떤 용액'에 담그자,

심장이 약해지지 않고 힘차게 계속 움직였다. 이것은 우연에 의한 것이었다. 조수가 준비한 증류수일 것이라고 생각하고 그가 사용하고 있던 물(여기에는 식염을 추가한 것)은 사실은 연구실로 흐르고 있던 단순한 수돗물이었던 것이다. 더군다나 그 수돗물에는 우연히도 여러 가지 천연 이온이 함유되어 있었고 알칼리성을 띠고 있었다. 결과적으로 링거 씨는 단순한 0.75% 소금의 생리식염수가 아니라 칼슘, 마그네슘, 칼륨 등을 함유한 물에 0.75% 소금을 추가한 전혀 '내용물을 알지 못하는 용액'을 만들고 있었던 것이다.

그 우연이 예측하지 못한 결과를 낳았다는 사실을 알기까지는 링거 자신도 오랜 시간이 걸렸다.

'링거주사액'을 세계에 알린 논문

링거 씨는 다음과 같이 말하고 있다.

"이 액체(수돗물)는 심장의 관류(灌流)에 지극히 뛰어난 특징이 있어서 조건에 따라서는 이 액체 속에서 심장이 4시간 이상이나 계속 작동하였고, 게다가 실험이 끝나도 혈액이 흐르고 있었을 때의 심실 수축과 거의 동일한 정도의 강한 수축작용을 하였다. (생략) 이와 같은 강한 심실 수축은 증류수로 생성된 생리식염수로는 불가능하여, 거기에 염화칼륨을 첨가하여도 작동하지 않았다. 또 수돗물에 함유된 칼슘 대신에 중탄산소다를 첨가하여도 작동하지 않았다. 그러나 수축이 멎은 후 소량의 탄산칼슘을 첨가하자 수축활동이 다시 시작되었다." (웹사이트 '시드

니 링거 평전'에서)

그리고 마침내 그는 이 실험에서 칼슘과 칼륨이 정확한 비율일 경우에만 심실 수축이 비로소 정상으로 유지될 수 있었다는 것, 칼슘이 너무 적거나 칼륨이 너무 많으면 수축은 불규칙적으로 되어 약해진다는 것과 칼륨을 너무 많이 증가시키면 심장이 멎어버린다는 사실 등의 역사적인 대발견을 하게 되었다.

그는 여러 번에 걸친 실험을 거친 후, 그의 이름을 전 세계에 알리게 된 논문 〈A further contribution regarding the influence of the different constituents of the blood on the contraction of the heart, Journal of Physiology, 1883〉 중에서 그 비밀을 밝혀내었고, 여기에서 드디어 역사적인 링거주사액이 탄생한 것이다. **요컨대 혈액대체액은 혈액형이 발견되기 전부터 개발되어 있었던 것이다.**

링거주사액의 효능

이 액체는 일시적인 대용체액이 될 뿐만 아니라 생체에서 적출한 장기를 이 액체 속에 보존해 두어 세포를 장시간 살려두는 것도 가능하다. 링거 씨의 이 일련의 방법은 오늘날의 의과학에도 계속 계승되고 있으며 구급시의 기본 수액이 되었다.

"• 대용혈장으로서 급성출혈 치료, 특히 급성 대량출혈시의 초기 치료로서 효과가 있으며,

• 외상, 화상, 출혈 등에 근거한 외과적 충격 예방 및 치료 수술시

에 수혈량의 절감을 위한 체외순환 관류액으로 사용되어 관류를 용이하게 하여 수술 중의 합병증 위험을 감소시킨다."

링거주사액의 전해질 균형농도는 사람의 전해질 균형에 버금가는 농도의 액체로 조정되었다(그러나 제8장에서 언급하는 '바닷물 대체 혈장'보다는 못하다). 지극히 간단하게 생각하면, **사람의 혈액은 다양한 위험성이 있어서 대량의 방사선을 조사한 '죽어가는 혈액제제' 같은 것보다는 '링거주사액'을 대신 사용하는 것이 위험도가 낮다**고 생각된다.

물론 링거주사액을 사용한다고 반드시 살아난다고 단정할 수는 없지만, 이제까지 열거한 수혈 위험성을 고려하면 비교가 되지 않을 정도로 유용하다는 점을 알게 된다. 단, 현재 시판되고 있는 링거주사액이 완전히 사람의 혈액에 가장 적합한 전해질 균형농도인가 하는 점은 진정한 의미의 의학이 앞으로 밝혀야 할 것이다.

한 가지 분명한 점은, 그 **해답 중에 '다른 사람의 혈액'이라는 선택만은 없다**는 점이다.

'항응고제가 없다'는 메리트

또 한 가지 링거주사액의 메리트는 수혈제제의 혈액이 굳어지지 않도록 혼입되어 있는 '항응고제'가 첨가되어 있지 않다는 점이다.

원래 출혈 경향이 있는 환자에 대해 수혈처치를 한다는 전제를 고려하면 가능한 한 '항응고제' 혼입 약제는 첨가하고 싶지 않지만, 혈액제제는 그 자체의 응고를 예방하기 위해 이것이 첨가되어 있다는 커다란 모순을 안고 있다. 그러나 링거주사액에는 항응고제가 함유되어 있지 않기 때문에 수혈을 할 때보다도 출혈이 잘 안 된다는 것은 어린이가 생각해도 이해할 수 있는 것이다.

현대 의료에 의해 길들여진 사람들은 "그러다가 죽으면 어떻게 할 거냐?"라고 항의의 목소리를 높일 수도 있다. 반복해서 말하지만, 나는 링거주사액이 수혈의 단점과 위험성과는 비교가 안 될 정도로 상대적으로 안전하다는 점을 언급하고 있을 뿐이다.

혈액제제의 유용성과 엉터리 헤모글로빈 이론

혈액에는 혈액세포와 혈장의 두 종류가 있는데, 혈장에는 다양한 영양소와 응고인자가 함유되어 있다. 그러므로 출혈하고 있을 때 의사들은 출혈을 방지할 의도로 혈장제제를 투여하고 있다.

하지만 일본적십자사조차도 혈장제제 설명서에서 순환혈액량 이상의 출혈이 발생해도 혈장을 출혈 경향 예방을 위해 투여하는 것의 유용성은 부정하고 있다.

그럼에도 불구하고 실제로 의료현장에서는 출혈을 방지할 목적으로 혈장제제를 사용하는 일이 일반적으로 행해지고 있다. 그 때문에 일본의 혈장 사용량이 세계 1위인 것이다.

또한 일본적십자사조차 수술 전 만성빈혈 환자의 적혈구량은 감소했지만 혈장량은 오히려 증가했으며, 순환혈액량은 정상으로 유지되고 있다는 점을 밝히고 있다. 의학적으로 말하자면 헤마토크리트(Ht) 수치

저하에 수반되는 혈액 점성 감소에 의해 혈관저항이 감소하기 때문에 1회 심박출량(心拍出量)은 증가한다는 점이다.

그 때문에 혈액 산소 함유량은 감소하지만 심박출량 증가에 의해 보상받기 때문에 말단조직으로의 혈액 산소 운반량은 감소하지 않는다고 일본적십자사 혈장제제 설명서에 기록되어 있다. 이러한 점들을 대충 살펴보면 현재의 수혈 사용법이 상당히 이상하다는 점을 적십자사도 암암리에 인정하고 있다는 말이 된다.

일반적으로는 100cc 혈액에 14~15 헤모글로빈이 함유되어 있다(농도를 측정하는 별도의 척도는 헤마토크리트 수치이며, 약 45%가 일반적인 수치). 헤모글로빈이 10(헤마토크리트 수치로는 30%)을 밑돌았다면, 내 경험상으로도 수술 전에 환자에게 수혈을 하는 것이 마치 하나의 룰(Rule)인 것 같다.

그러나 이것은 명확한 근거에 기초하고 있는 것이 아닐 가능성이 높다. 이를테면 하워드·L·차오다 교수는 《우리들은 어떻게 '매직 넘버'를 획득했는가》에서 다음과 같이 서술하고 있다.

"마취를 하기 전에 환자의 헤모글로빈 양이 10g에 달해 있어야 한다는 요구가 왜 있는 건지, 그 이유는 전통에 의해 은폐되어 애매모호하다. 임상적 혹은 실험적인 증거에 의해 뒷받침되어 있지도 않다.", "어떤 권위자들은 헤모글로빈 양이 100cc 중 2~2.5g까지 내려가도 받아들일 수 있다고 밝히고 있다. ……건강한 사람이라면 적혈구 세포 전체의 50% 이하가 되어도 견딜 수 있고, 실혈이 어느 정도의 기간에 걸쳐 생긴다면 대부분의 증상은 전혀 나타나지 않는다."

이것도 현행 기준이 엉터리라는 점을 지적하고 있음과 동시에, 전해질액 등의 대체액으로 충분히 대응이 가능하다는 점을 보여주고 있다.

2.5 ℓ의 혈액을 흘린 사람

《수혈-노란 피의 공포와 싸우다》(고단샤 블루박스 문고)라는 책이 있다. 저자인 무라카미 세이조 씨는 일본적십자사 근무를 거쳐 도쿄여자의과대학 교수와 일본적십자사 중앙혈액센터 소장, 일본수혈학회 회장을 역임한 인물로, 혈액에 관해서는 소위 '권위자'라고 해도 좋을 것이다.

그 책 속에는 대단히 흥미로운 내용이 있다. 츄쿄지구(일본 나고야를 중심으로 한 지역) 수혈협회에 소속되어 병원에 신선한 혈액을 제공하고 있던 매혈자 중에 하루 최대 채혈량이 1400, 1350 및 2200㎖에 이른 사례가 있었다는 것을 우카이 마사노리라는 사람이 학회에서 보고했다는 것이다.

또 독일의 어떤 의학 잡지에는 53세의 남성이 18년간에 걸쳐 150 ℓ의 피를 제공하였다는 내용이 실려 있었다. 그는 한 번에 대량 헌혈을 한 적이 종종 있었는데 그 최대량은 2500㎖에 달했고, 또한 수 주 간격으로 1000㎖~1850㎖를 헌혈한 적도 여러 차례 있었다고 한다. 게다가 2500㎖를 헌혈했을 때도 헌혈을 마친 후 식염수를 섭취하고는 곧바로 자전거를 타고 귀가했다는 것이다. 또한 1290㎖를 헌혈한 후, 의사의 지시를 무시하고 단 몇 분 만에 침대에서 일어났어도 그에게는 아무런 악영향도 없었다고 한다.

이것이 사실이라면 기존의 혈액학 상식에 어긋난다. 즉 **이전의 매혈**

에서는 1.5ℓ 정도를 뽑아낸 적이 종종 있었다는 것이다. 1.5ℓ 정도의 실혈을 견딜 정도라면 수혈 같은 것은 전혀 할 필요가 없다는 말이 된다. 이러한 사례를 알게 됨에 따라, 비록 수혈 전면 부정까지는 가지 않더라도 지금 현재 수혈을 받고 있는 사람의 90% 이상이 수혈을 받을 필요가 없다고 생각하게 될 것이다. 인체는 수분과 미네랄을 보충하면 신속하게 회복하게끔 되어 있다. 섭취는 우선 전해질액을 음용하는 것만으로도 충분하다. 이것은 현대 의학에서도 부정하지는 않을 것이다.

이렇게 전해질액만 보충하면 인체는 신속하게 혈구를 보충한다. 이 이론은 끝까지 파고들면 치시마 학설로 이어진다. 오늘날에는 마시는 것만 아니라 링거주사액이 있고 덱스토란(미생물이 만드는 다당류 일종으로, 혈장 증량제로 이용되는 것)도 있다(그런 의미로는 의학에도 진보는 보인다). 보다 위험도가 낮고 치유율을 높이기 위한 방법을 깊이 연구하는 것이 진정한 의학이겠지만, 그것은 혈액이권 때문에 사라진지 오래된다.

치시마 박사의 학설에 관해

오늘날의 엉터리 혈액학을 고려할 때, 치시마 학설에 다시 주목해야 한다.

여기서 치시마 학설에 관한 나의 입장부터 설명해 두고자 한다. 상세한 것은 후나세 슌스케 씨가 기술한 부분을 읽어보면 알겠지만, 치시마 학설은 장관조혈설을 대표하는 의학 학설이다. 그리고 그것은 현대 의학의 상식인 "적혈구는 골수에서 만들어지며 세포는 분열하여 증식해 간다."는 전제를 뒤엎는 학설이기도 하다. 일본에서는 줄곧 터무니없는 학설로 취급되어 왔지만, 요즘의 상황은 재검토해야 한다는 분위기가 고조되고 있다. 이것은 현대 의학에서 말하는 골수조혈설(骨髓造血說)의 부분적인 부정으로 이어진다.

치시마 학설에서는 "적혈구는 백혈구를 거쳐 각종 체세포로 분화하는 세포 전 단계이다.", "적혈구는 무핵이지만 그 무핵 적혈구에서 유핵 백혈구가 생겨나고, 계속해서 생체의 모든 체세포와 생식세포가 생긴다."고 되어 있다. 현대 의학의 개념과는 전혀 딴판이라고 할 정도로 다르다.

실제로 '적혈구 분화설'을 검증한 학자도 있었다. 그중 한 사람이 모리시타 케이이치 의학박사이다. 그는 치시마 박사가 관찰한 것과 아주 똑같은 현상을 현미경으로 관찰할 수 있었다고 한다. 모리시타 박사는 실험을 통해 "혈액은 골수에서 만들어지지 않는다'."는 것을 확인하고 치시마 학설의 올바름을 전면적으로 인정하였다. 모리시타 박사의 이 관찰 성과는 1957년 3월 24일의 츄부닛폰신문 석간에 대서특필로 화려하게 보도되었다.

치시마 박사는 수혈에 관해서도 많은 논설을 남겼다. 그는 실혈 후에 인체의 조직과 지방이 적혈구로 역분화한다고 밝히고 있다. 그 때문에 대량실혈 후에는 상실된 출혈량에 해당하는 만큼의 링거주사액이나 기타 대용액으로 혈액용적량을 정상으로 회복시켜 두면 적혈구는 역분화에 의해 보충된다고 주장한다. 이것은 바로 '칸톤의 개' 실험(제8장에서 설명) 그 자체이기도 하다.

치시마 박사는 그 외에도, 이를테면 혈액형이 같더라도 단백질에 개인차가 있다는 점, 그 이론을 연장해 가면 전혈 수혈보다는 혈장과 혈소판 및 백혈구를 제거한 적혈구만의 성분 수혈이 그러한 단백질을 감소시켰기 때문에 비교적 부작용이 적어진다는 점 등을 밝히고 있다.

그러한 주장도 이 책의 내용과 일치되는 셈이지만, 수십 년 전에 이 사실을 명확하게 지적한 점에 대해서는 다시금 존경심을 갖지 않을 수 없다. 이러한 개념이 없다면 무수혈 수술의 시비를 논할 수는 없는 것이다.

의학 불필요론 = 수혈 불필요론

내가 저술한 《의학 불필요론》에서는 의학의 불필요성에 관해 언급하며 만성병과 난치병 및 정신병 등은 모두 서양의학으로는 치유할 수 없다고 선언한 셈이지만, 그렇다고 그것이 모든 의학을 부정하는 것은 아니다.

의학의 대부분을 부정하는 나조차도 긍정할 수밖에 없는 현대 의학, 서양의학은 존재한다. 그중의 으뜸은 구급의학으로, 혈액(수혈)과 밀접하게 관련된 분야이다. 나조차 그 의의를 인정하지 않을 수 없는 분야이기 때문에 수혈의 위험성에 관해서 재평가할 필요가 있는 것이다.

다음에 열거하는 것은 《의학 불필요론》에서 기술한 '서양의학이 필요한 병증'이다. 이 점에 관해서는 나도 서양의학의 필요성을 인정하고 있는 몇 종류 안되는 질병의 증상이라고도 할 수 있다.

① 심근경색, 뇌경색 등 경색성 질환의 급성기
② 지주막하출혈(蜘蛛膜下出血), 궤양성 출혈, 암에 의한 출혈 등 출혈 급성기
③ 폐렴, 담낭관염, 수막염 등의 중증 감염증
④ 교통사고, 외상, 화상, 골절 등에 수반되는 구급의학적 조치
⑤ 질식사고, 저체온 등의 구급의학적 처치
⑥ 장폐색(腸閉塞), 소변 배설 곤란 등의 생명에 관계된 구급의학적 처치
⑦ 태반박리(胎盤剝離), 제대염전(臍帶捻轉), 분만시 제대권락(臍帶卷絡) 등, 산부인과 구급의학적 처치
⑧ 실명, 청각상실 등에 관한 구급의학적 처치
⑨ 약물중독증과 독성물질에 대한 처치
⑩ 염색체와 유전 등의 이상이 100% 밝혀진 질환에 대한 대응
⑪ 미숙아 관리
⑫ 사이토카인 스톰 등 면역 중증 이상 상태에 대한 처치

그렇다면 이제부터는 이러한 점들과 수혈과의 관계를 살펴보면서 그 하나하나를 검증해 가고자 한다. 덧붙여 말하자면, ③, ⑤, ⑥, ⑧, ⑨, ⑩, ⑪, ⑫는 원래 수혈과는 그다지 관계가 없는 분야라 여기서는 생략하기로 한다.

심근경색, 뇌경색 등 경색성 질환의 급성기

①에 관해 말하자면 서양의학적 치료법은 두 가지밖에 없다. PTCA로 대표되는 카테테르에 의한 치료, 그리고 CABG로 대표되는 심장외과에 의한 혈관 문합술(吻合術)이다.

원래 심근경색과 뇌경색이 생기는 것 자체는 문란한 식생활과 불규칙적인 생활습관의 증거인 셈이지만, 이 책에서는 그 점에 관해 상세히 언급하지 않겠다. 이 책의 주제에 비추어 중요한 것은, 만약 심근경색과 뇌경색이 발생한 경우 수혈할 필요가 있는가 하는 점이다. 이것은 한마디로 말하자면 의료실수가 아닌 한 수혈할 필요는 없다는 이상한 결론에 이르게 된다.

의료관계자라면 누구라도 알 수 있지만, PTCA는 출혈 따위는 거의 하지 않기 때문에 수혈할 필요는 없다. CABG도 숙련된 순환기외과 의사가 하면 당연히 수혈할 필요성 따위는 없다. 외국에서는 그것을 반드시 무수혈로 하는 외과의사가 다수 존재한다. 또 CABG 등의 경우는 자기 피를 저장해 두었다가 수혈로 충당하는 경우도 있다. 즉 심장과 뇌 처치라고 해서 반드시 수혈할 필요는 전혀 발생하지 않는 것이다.

뇌경색에는 수혈이 필요하지 않을뿐더러 혈액을 희석하여 묽게 하는 편이 모세혈관에 도달하기 쉽다고 주장하는 혈액희석요법이라는 치료법이 있을 정도다.

지주막하 출혈, 궤양성 출혈, 암 출혈 등의 급성기

이 점에 관해서 말하자면, 특히 암 및 궤양으로 인한 대량출혈이 수혈 적응의 시비로 이어질 것이다. 그러나 앞서 언급한 것처럼 암환자에게 수혈함으로써 오히려 재발 위험성과 감염증 위험을 높이는 등, 여러 가지 폐해를 초래한다. 이 점에 관해서는 후나세 씨가 기술한 제4장에서 명쾌한 해답을 얻었을 것이다. 또한 궤양성 출혈에서도 수혈하면 오히려 사망 위험도가 상승한다는 점은 이미 언급한 대로이다. 즉, 이러한 증상에서도 수혈할 필요는 없다.

'④ 교통사고, 외상, 화상, 골절 등에 수반되는 구급의학적 처치'에 관해서는 ②와 동일하게 실혈하는 수가 많기 때문에 수혈의 시비가 생기게 마련이다. 그러나 이것도 이제까지 언급한 것처럼, 그 위험성과 장점을 고려하더라도 수혈로 얻을 수 있는 것은 적다. 더욱이 교통사고와 외상의 경우는 실혈만이 문제가 되는 것은 아니기 때문에 그러한 질환에 대한 대응이 중요하다. 이를테면, 제2장 서두에서 언급했던 수혈을 거부한 여호와의 증인 자녀의 경우에서는 좌멸증후군에 대한 대책이 훨씬 더 중요하다는 것이다.

그러한 점들을 고려하면 구급시의 수술과 처치가 필요하다고 판단된 경우에도 수혈은 오히려 사망 위험성을 높인다고 여겨지므로, 수혈은 필요 없다고 생각한다.

산부인과 분야

혹시 만에 하나 여기까지 내 주장에 동조해 줄 의사가 존재한다 할지라도 최후까지 고민되는 것은 아마 산부인과 분야일 것이라고 생각된다. 산부인과 태반박리 등의 경우는 옛날 같으면 사산하는 경우도 많았는데, 이러한 문제점들을 예방할 수 있게 된 것은 서양의학의 혜택일 것이다.

이 산부인과적 문제는 과거에는 임신 중과 임신 전의 영양요법에 의해 예방할 수 있었지만 현대인은 그와 같은 영양요법을 거의 의식하지 않기 때문에, 이 질환은 전보다 더 많이 발생하게 되었다. 그럼에도 불구하고 소송의 위험성을 안고서 현장에서 매일 분투하고 있는 사람들이 지금의 산부인과 의사들이라고 할 수도 있다(물론 나쁜 산부인과 의사도 많지만).

태반박리 등 산부인과 질환의 일부는 대량출혈과 동시에 수술실에서 진행되는 일이 대부분이기 때문에, 출혈량이 1~2ℓ에 그치는 정도가 아니라 3~5ℓ의 출혈이 일어나는 수도 있다. 그러한 경우에는 수혈량이 모자라거나 또는 거의 수혈을 하지 못해 체액의 상실이 너무 빨라 링거주사액이 제대로 보충되지 못하는 수도 있을 정도이다. 그렇기 때문에 링거주사액만으로는 대처할 수 없으므로 산부인과 DIC(파종성혈관내응고증후군) 등의 문제와 종합적으로 고려할 필요가 있다.

이것을 역설적으로 말하자면, 이제까지의 역사에서는 고려되지 않았던 영역으로 진행되어 가고 있기 때문에 이와 같은 문제가 발생하게 되었다고 받아들일 수도 있다.

그렇다면 갑자기 대량출혈을 하는 이 경우에 있어서 '방사선조사로 죽어 가고 있는 혈액'을 주입하는 일의 시비가 의학계에서 문제시된다는 것은 당연한 것이다. 왜냐하면 모체는 물론이고 태아도 모체의 체액감소와 산소농도의 영향을 직접적으로 받기 때문이다. 그러므로 현 시점에서 나로서는 이 분야에 관해서 만큼은 결론이 나지 않는다. 안타깝게도 그것을 명확하게 보여줄 만한 연구도 발견할 수 없다. 다시 말하자면, 교통사고 등에서 출혈이 계속되는 상황이 발생하고(지혈하는 것이 선결이므로 이 상황이 이상하겠지만) 그 이외의 다른 큰 문제가 없는 경우도 마찬가지다.

태반조기박리 등은 지혈이 쉽지 않다는 사실과, 수혈하게 되면 아기가 죽을 수도 있다는 사실이 상충하는 종합적인 문제이기도 하다. 즉 지혈만 한다면 자궁의 출혈을 막는 것은 오늘날의 의학으로는 어려운 일이 아니지만, 그렇게 하면 태아는 분명히 사망하게 된다.

만약 나의 아내가 지금 그와 같은 상황에 처해 있다면 나 자신은 무수혈로 다른 처치를 할 수 있는 한까지 할 것이라고 생각하지만, 그 판단이 옳은지 아닌지는 알 수 없다. 부득이하게 그와 같은 판단을 해야 할 입장에 놓이게 되는 것보다도, 애당초 산부인과 질환이 생기는 체질이 문제라고 할 수도 있을 것이다.

더욱 과격하게 말하자면, 산부인과 구급 질환에 걸리는 사람은 모체의 영양과 해독 등에 전혀 신경을 쓰지 않고 입맛에 맞는 식사만을 고집하고 있는 사람이 대부분이다. 이 점에 관한 근본적인 대책은 고대의 전통적인 출산과 자연분만이라는 개념이 참고가 되었으면 한다.

　　이러한 일부 산부인과학의 발전과 사회독(치료약, 불량식품, 식품첨가물, 환경오염, 주거환경 악화 등등)에 수반되는 현대적 산부인과 질환 발생에 따른 수혈의 시비에 관해서는 나도 헷갈리지만, 분명하게 말한다면 현재 행해지고 있는 99%의 수혈은 서양의학의 관점으로만 고려해 보아도 불필요하다고 단언할 수 있다.

　　그리고, '수혈 불필요론'을 가능하게 하는 것이 '무수혈 수술'이다. 이 무수혈 수술에는 수혈을 하지 않는다는 점뿐만 아니라 다른 몇 가지 메리트도 있다는 점이 보고되었다.

외국에서는 무수혈 수술이 대세이다

우선, 무수혈 수술을 도입함으로써 외과 의사와 마취과 의사들은 혈액을 보존하기 위한 진보된 방법을 도입하려고 노력한다. 즉, 환자가 배출한 혈액의 회수와 이용이다. 이것은 잘만 이용한다면, 자신의 혈액이므로 수혈에 의한 거부반응은 발생하지 않는다. 그것은 외과기술의 향상과 구급의학 기술의 향상과도 관련된다.

　　구체적으로는 어떤 수술이 전 세계적으로 행해지고 있을까?

　　무수혈 수술의 선구자 역할은 역시 여호와의 증인들과 그 환자들이 한 셈이지만, 사실은 무수혈 수술이 가져오는 여러 가지 혜택은 여호와의 증인들에게만 돌아가는 것이 아니다. 왜냐하면 주치의들이 모두 여호와의 증인이 아니며, 여호와의 증인은 자신들의 피에 관한 신념에 의해 철저히(어떤 의미에서는 '집념'이라고 할 정도로) 과학적이고 또한 의학적인 근거에 의해 수혈하지 않는 방법을 의사들에게 제시한다. 그리하여 외과, 구급, 실혈대처의 기술을 향상시켜 온 것이다. 바야흐로 외국의 많은 의사들은 그것을 여호와의 증인들이 아닌 일반 사람들에게도 실천하고 있다. 그 사례들은 제6장에서 후나세 씨가 소개한 대로이며, 우리들 앞에 엄연한 사실로 존재한다.

이처럼 외국에서는 무수혈 수술을 시행하는 의사들이 15만 명 이상이나 되며, 완전 무수혈이 아니더라도 수혈에 부정적인 견해를 가진 의사들은 수없이 많다.

그럼에도 불구하고 일본은 어쩌다가 이렇게도 시대에 뒤떨어져버린 것일까? 이 문제는 일본의 의료교육만이 아니라 일본적십자사와 국제적십자사 간의 흑막이라는 문제점을 짚어보지 않으면 이해할 수 없다.

PART 08

의학 이론을 뒤엎은 생리학자 르네 칸톤

후나세 슌스케(환경평론가)

> 생체의 체액과 바닷물은 동일한 성분으로 이루어졌으며,
> 동일한 작용을 한다.

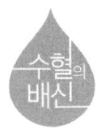

개의 혈액을 희석한 바닷물로 교체한 실험

'칸톤의 개', 이것은 어떤 학자가 한 동물실험이다. 그것은 '개의 혈액을 희석한 바닷물로 교체한다'는 대담한 실험이었다. 실험을 한 사람은 프랑스의 생리학자 르네 칸톤(Rene Canton)이다.

'혈액'이라는 단어를 한자어로는 '혈조(血潮)'라고도 한다. 문자 그대로 '혈액(血)은 바닷물(潮)과 동등하다'는 의미이다. 프랑스어로는 '바다(la mer)'와 '어머니(la mére)'는 발음이 똑같다. 어원이 동일하다는 것을 알 수 있다. 프랑스어를 모국어로 하는 생리학자는 직감적으로 '생명'과 '바닷물'과의 밀접한 상관관계를 깨달은 것 같다.

의학사에 길이 남을 획기적인 실험은 1897년에 실시되었다. 실험에 이용된 것은 '개'이다. 이 실험을 한마디로 말하자면 개의 혈액을 바닷물을 희석한 대체혈장으로 교체한 것이다. "바닷물은 혈액의 대용물로 기능한다."는 것을 증명하기 위함이었다.

"생체의 체액과 바닷물은 동일한 성분으로 이루어졌으며, 동일한 작용을 한다."

생리학자 르네 칸톤은 자신의 가설을 증명하기 위해 개를 이용한 실험을 3단계에 걸쳐 공개적으로 실시하였다.

개는 실험 전보다 더 활발해졌다

첫 번째 실험에서는 우선 체중 5kg의 개를 준비했다. 개의 혈액을 뽑아낸 후, 혈액 농도와 똑같은 미네랄 농도로 희석하여 조절한 동일한 양의 바닷물을 혈관으로 주입하였다. 그 광경을 지켜보는 사람들에게 그것은 가혹한 실험이었다. 배설할 시간도 주지 않고 혈액을 다량의 희석한 바닷물로 교체한 것이다.

실험은 90분간에 걸쳐 진행되었다. 주입한 바닷물은 3.5 ℓ 에 달하여 개의 복부는 불룩해지고 녹초가 되어 드러눕게 되었다. 체온은 내려가고 신장의 배설기능도 약해졌으며 생명활동도 저하되어 갔다. 그러나 5일 후에 개는 완전히 회복되어 씩씩하게 꼬리를 흔들기 시작했다. 체중도 원래대로 회복되었다. 이때 주입된 바닷물은 개의 몸속 체액 총량의 약 3배에 달하였다. 칸톤은 다음과 같은 결론에 도달하였다.

"바닷물로 내부환경이 교체되어도 생명활동에는 지장이 없다. 오히려 개는 실험 전보다 더 활기차고 생기가 넘쳤다."

그 공개실험으로 다음과 같은 진리가 증명되었다.

― 바닷물에 의해 생명세포는 완벽한 상태로 생존한다. ―

이전보다 더 가혹한 두 번째 실험

이어서 두 번째의 본격적인 공개실험도 같은 해에 실시하였다. 그 실험은 전 세계를 경악하게 만든다. 실험에 이용된 것은 체중 10kg의 개이다. 실험방법은 지난번보다 더 가혹해졌다.

먼저 혈액을 사혈법으로 빼내는 것이다. 극한상황에 직면할 때까지 혈액을 뽑아낸다. 그 후에 지난번과 동일하게 희석한 바닷물을 주입한다. 사람으로 말하자면 불의의 사고로 대량출혈한 상태로 만드는 것이다. 개는 실혈사할 수도 있다. 칸톤은 비장한 각오로 임했다. 그가 직접 기록한 내용은 생생하다.

"대퇴(넓적다리) 정맥에서 개 체중의 20분의 1에 해당하는 425g의 혈액을 4분간에 걸쳐 뽑아내었다. 개는 각막반응이 소멸되었다. 더는 혈액을 뽑아내는 것이 불가능한 상태가 되자 희석한 바닷물 주입을 시작했다. 11분 동안에 희석한 바닷물 532cc를 주입하였다. 각막반응을 재차 확인…"

극한 상황까지 개의 혈액을 뽑아내고, 이어서 거의 동일한 양의 희석한 바닷물을 주입한 것이다. 그것은 체중 60kg의 사람으로 환산하면 2.5ℓ를 약간 초과한 혈액을 뽑아낸 셈이 된다. 2L짜리 페트병 한 개에다 500㎖짜리 페트병 한 개의 양을 더 주입한 것이다! 졸도하게 마련인 '대량출혈'이다.

이렇게 심각한 '대량출혈' 속에서도 과연 생존할 수 있을까? 일반인뿐만 아니라 의학전문가조차 고개를 옆으로 흔들 것이다.

그러나 이러한 대량실혈에도 불구하고 칸톤의 개는 호흡하고 있었다. 물론 녹초가 되어 축 늘어진 쇠약한 상태였지만……

그 후, 뽑아낸 혈액량을 약간 상회하는 희석한 바닷물을 주입하기 시작한다. 주입 후에는 개를 눕혀 두었다.

"호흡은 지극히 짧고 거칠다. 담요 위에 누워 있다." (논문)

그러나 개는 5일이 경과한 시점에서 급속히 회복되어 갔다.

"8일차, 활기찬 모습을 보여준다. 왕성한 활력은 지속적으로 여러 날에 걸쳐 확인되었다." (논문)

인류역사상 최초로 혈액을 빼내고 곧바로 희석한 바닷물을 주입한다. 이 실험은 대량출혈 환자에게 희석한 바닷물을 '수혈'한 것과 완전히 동일한 것이다.

'새로운 체액' 환경에서 혈구성분은 증식한다!

이 두 번째 실험에서는 다음 사항이 관찰·증명되었다.

① **급속한 활력 회복**
② **적혈구의 급속 재생**
③ **백혈구 증가**
④ **감염에 대한 저항**

주목해야 할 점은 주입된 희석한 바닷물이 적혈구와 백혈구 등 혈구 성분을 급격하게 증가시키고 있다는 사실이다.

백혈구의 일종인 과립구는 1시간에 2~3배의 기세로 증식한다는 사실이 알려져 있다. 바닷물에 의한 '수혈'은 혈구 증식을 가속화한다. 그리고 백혈구와 적혈구, 혈소판 등은 다른 혈구로 변화한다. 그것은 이미 '의학 상식'이다. 즉, 대량으로 실혈을 하여도 희석한 바닷물을 주입하면 그 '새로운 체액' 환경에서 혈구 성분은 순식간에 증식하고 정상적인 혈액이 생성되는 것이다. 즉 희석한 바닷물은 혈액 기능의 재생을 초래한다. 백혈구의 재생은 감염에 대한 면역 기능을 향상시키며 적혈구의 재생은 산소와 영양공급으로 활력을 회복시킨다.

이리하여 칸톤은 다음과 같은 충격적인 사실을 증명하였다.

― *'희석한 바닷물'은 생체 내의 '기능'을 적극적으로 작동하게 하는 뛰어난 성질을 가지고 있다* ―

참으로 '바다'는 생명의 '어머니'였다.

이 '칸톤의 개' 공개실험은 전 세계의 신문에 보도되어 일대 센세이션을 일으켰다. 잠깐 동안이나마 사람 못지않은 항간의 주목을 받게 된 실험용 개에게는 바닷물과 연관된 '소디움(sodium)'이라는 이름도 지어주었다. 그것은 화학적으로 '나트륨'이라는 의미의 이름이다.

이 개는 "혈액을 바닷물로 교체한다."는 실험을 한 후에도 무려 5년 동안이나 건강하게 생존하였다. 그 후 버스에 치여 안타깝게도 목숨을 잃었지만, 이 사고가 없었더라면 더욱 건강하게 장수하였을 것임에 틀림없다.

세 번째 실험, 백혈구가 바닷물에서도 생존하다

다음으로 칸톤은 여러 종류의 동물을 이용하여 세 번째 실험에 도전한다. "백혈구가 희석한 바닷물 속에서도 생존한다."는 것을 증명하려고 시도한 것이다. 실험에 이용된 동물은 ① 포유류(개, 토끼), ② 양서류(개구리), ③ 파충류(도마뱀), ④ 어류(doctor fish), ④ 조류(비둘기) 등 지구상의 대표적인 동물들을 모두 망라하여 실험에 도전하였다.

혈구세포 중에서도 백혈구는 지극히 예민한 세포이다. 어떤 용액 속에서도 적응하지 못하고 즉시 사멸한다. 칸톤은 각각의 동물에서 채취한 혈액을 바닷물로 희석한 후, 백혈구의 동향을 현미경을 통해 주시하였다. 정말 혈액 속에서와 똑같이 자연스럽게 행동하며 생존해 있었다. 실험은 아주 멋지게 성공하였다. 모든 동물의 백혈구가 희석한 바닷물의 환경에서 정상상태를 유지했던 것이다.

"'유착성', '굴절성', '아메바 운동' 등, 생체 내에서 보여주는 특징적인 현상이 희석한 바닷물 속에서도 관찰되었다." (칸톤의 논문)

세 번째 실험에서 증명된 것은 다음과 같은 사실이다.

> 지극히 예민한 세포인 백혈구를 체내에서 혈액과 교체한 희석한 바닷물 환경에서 생존하게 할 수 있다.

그래서 제1, 제2의 실험에서 혈액을 희석한 바닷물로 교체한 개가 건강하게 계속 생존해 있었던 것이다. 임상실험을 해보기만 하면 정말이지 현대 의학은 뿌리부터 흔들릴지도 모른다. 그러나 그는 혈액치환을 임상으로는 행하지 않았다. 거기에는 의학계의 보이지 않는 엄청난 압력이 작용했음을 느낄 수 있다.

생명은 '어머니 바다'에서 생겨났다

1904년, 르네 칸톤은 이러한 일련의 실험결과를 토대로 한 권의 책을 저술하였다. 제목은 《유기체환경으로서의 바닷물》. 이해하기 쉽게 말하자면 '생명을 살리는 바닷물'이라는 의미이다.

생리학자 칸톤이 "개의 혈액을 바닷물과 교체한다."는 대담한 발상을 하게 된 것도, 그때까지 생명의 '해양발생설'을 깊이 이해하고 탐구해 왔기 때문이다. 저작물의 서두도 "모든 생명체의 기원은 물에서 생겨났다."로 시작된다. 생리학의 근본을 그는 바다에서 추구했던 것이다. 그리고 저작물에는 이 이론의 구체적인 증명이 실험에 의해 낱낱이 기록되어 있다.

"바닷물이야말로 생명을 살리는 원천이다."

칸톤은 실증적인 실험을 반복하여 다음과 같은 결론에 도달했다.
−유기체의 기본은 네 가지로 분류할 수 있다

① **내부환경**(생체유지에 필수적인 환경)

② **세포**(생체 구성물질)

③ **불활성물질**

④ **분비물**

그 생리메커니즘을 보면, ② 세포는 ① 내부환경에서 영양을 흡수하고 노폐물을 배출한다. ③ 불활성물질은 체내에서 세포가 생산한 종합물질이다. 그것은 '결합조직' '상피조직' '연골조직' '골조직' 등이다. ④ 분비물은 생체가 필요로 하고 있는 세포활동의 결과이다. 그리고 '칸톤의 개'와 같은 주도면밀한 실험을 통해 이러한 생명활동은 "바닷물에 의해서도 유지된다."는 사실을 증명하였다.

참으로 바닷물은 '생명의 어머니'인 것이다. 그것을 그는 해양항상성법칙(海洋恒常性法則)이라고 불렀다.

'프랑스의 다윈'에 대한 반목

칸톤은 기성 학설에 속박되지 않는 생리학자였다. 그의 독립자존의 인생관은 '칸톤 생리학'을 확립하였다. 그것은 세상 사람들에게는 종래의 생리학을 밑바탕에서부터 철저히 뒤흔드는 것으로 받아들여졌다.

그의 저서인 《유기체환경으로서의 바닷물》은 학술서지만 학계만이 아니라 일반 대중들 사이에서도 폭넓은 반향을 불러일으켰다. 거기에는 공개된 장소에서 개를 이용한 실험을 통해 일반 사람들까지도 지극히 이해하기 쉽게 했던 점도 있다. 또한 그것은 프랑스 국내만이 아니라 전 세계적으로 폭발적인 베스트셀러가 되었다. 세계 각국의 신문, 월간지, 주간지, 과학지 등은 그의 업적을 절찬하며 그를 '프랑스의 다윈'이라고 칭송했다. 프랑스의 어느 메이저 신문은 이렇게 평하였다.

"현대과학의 바이블 중의 하나", "칸톤의 이론은 과학과 철학의 모든 것을 근본적으로 변화시켰다.", "젊은 학자 칸톤 씨의 훌륭한 연구가 생물학을 바꾸어놓다."

다음과 같이 극찬한 신문도 있었다.

"르네 칸톤 이후로 바다는 새로운 표정을 갖게 되었으며, 미래의 세대는 우리들과 다른 감정을 가지고 바다를 바라볼 것이다."

그러나 세상의 극찬과 학계의 반응은 전혀 다른 것이었다. 그 당시의 학자들은 칸톤의 이론에 반발하며 적의를 노골적으로 드러내기 시작했다. 그것은 당시의 생물학의 큰 흐름이었던 다위니즘과 정면으로 대립하는 개념이었기 때문이다.

항간의 대다수 사람들은 칸톤의 《유기체환경으로서의 바닷물》을 다윈의 《종의 기원》에 필적하는 쾌거라고 칭찬하고 있었다. 그러나 기성 아카데미즘은 이 학자의 등장에 반발한 것이다. 어느 분야에서나 마찬가지이다. 이것은 기득권에 매달리는 학자들의 편협한 자기방어 본능이다.

이처럼 출혈시에 수혈을 할 필요가 없다는 점은 란트슈타이너가 혈액형을 발견하기 훨씬 이전부터 커다란 화제가 되어 항간에 알려져 있었다. 애초부터 수혈할 필요가 없었다는 사실 뿐만 아니라, 억지로 수혈을 하게 되었다는 사실까지 우리들은 반드시 알아야 한다. 그 이유는 의학의 '진정한 목적'을 이해하게 되면 틀림없이 납득할 수 있을 것이다.

세균성 질환론을 뒤엎은 르네 칸톤의 이론

그러나 칸톤 씨는 학계의 반발 등은 전혀 개의치 않았다. '해양 생명 이론'이라고도 해야 할 이론을 확립한 그는 다음 단계로 발걸음을 옮겼다. 그것이 '해수요법(海水療法, 탈라소테라피)'의 실천이다. 참고로 말하자면 그 말의 어원은 그리스어 '타라사(바다)'와 '테라페이아(병간호)'에서 유래한다.

'칸톤의 개'를 비롯한 일련의 실험과정에서 그는 "해양 이론이야말로 질병치료와 직결된다."는 점에 확신을 가졌다. '칸톤의 개' 실험을 상기해 보기 바란다.

"혈액을 희석한 바닷물로 교체한 개는 오히려 활력이 넘쳤다."

이러한 관찰 결과를 통해 "바닷물은 생명력을 활성화시킨다."고 확신을 얻었던 것이다. 그는 다음과 같이 고찰하였다.

① 많은 질병의 원인은 인체 내부의 환경균형이 붕괴된 결과이다.
② 손상된 균형을 희석한 바닷물 주입으로 원래의 상태로 회복시킨다.
③ 이 요법으로 국소적으로 나타난 질병을 치료하는 것이 가능해진다.

이러한 주장은 그 당시로서는 괄목할만한 병인론이었다. 왜냐하면 그 당시 유럽 의학계의 총아는 루이 파스퇴르(1822~1895년)였기 때문이다. 그는 인류역사상 처음으로 현미경을 통해 세균의 존재를 발견했으며, "모든 질병은 병원균에 의해 발생한다."고 주장했다. 그리고 그것을 예방하는 방법으로 백신 개발을 제창한 것이다. 그 연구는 '세균학의 아버지'라는 독일의 로베르트 코흐(1843~1910년)로 이어졌다.

이리하여 '세균병인설'은 학계에서 확고한 위치에 서게 되었다. 그것은 현대 의학의 중심 이론이 되었던 것이다.

– 세균과 바이러스 등 병원체가 만병을 일으킨다 –

그것이 연면히 이어져온 현대 의학의 뿌리가 된 것은 말할 필요도 없다.

"칸톤의 방법은 그 당시 의학계의 총아였던 파스퇴르와는 정반대의 것이었다. '질병의 원인'을 핀 포인트(정밀 조준 폭격)로 공격하는 파스퇴르 의학에 비해, 칸톤의 의학은 생체의 전체적인 '기본 바탕'의 복원을 지향하는 것입니다."(《최강의 면역-르네 칸톤의 '해수요법》 쿠사카베 키요코, 일본문예사 발행)

'질병의 원인'을 부분적인 문제가 아니라 전체적인 문제로 보는 것이다. 여기서 말하는 부분적인 문제란 병원체를 가리키며, 전체적인 문제란 체질을 가리키는 것이다. 즉, 세균과 바이러스 등의 병원체가 증식한다는 것은 체질이 악화된 결과라는 발상이다. 병원체는 '원인'이 아니라 결과인 것이다. 따라서 **현대 의학은 2차적인 것을 1차적인 것으**

로 잘못 판단한 것이다. 참으로 본말이 전도되었다는 말은 바로 이를 두고 한 말이다.

칸톤은 파스퇴르로 시작되는 현대 의학의 치명적인 결함을 멋지게 극복하였다. 이리하여 칸톤은 서양의학의 모순을 밑바탕에서부터 뒤집어엎었다.

아픈 증상은 질병이 치유되는 반응이다

현대 의학은 '아픈 증상'을 '질병'으로 간주한다. '부분적인 문제'를 '전체적인 문제'로 간주하는 것이다. 이것은 근본적으로 잘못된 견해이다. 그러나 서양의학은 아직도 그 잘못된 견해를 깨닫지 못하고 있다.

감기가 들면 열이 난다. 열은 체온을 상승시켜 병원체를 죽이고 면역력을 강화시키기 위한 자연치유가 시작되었다는 증거이다. 즉, 열이 난다는 증상은 감기라는 '질병'을 치유하기 위한 '치유' 반응인 것이다. 그러므로 '질병'과 '증상'이 서로 다른 것은 명백하다. 하지만 서양의학은 그 하나하나의 '증상'을 '질병'으로 착각하고 있다. 그러므로 열이 나는 '증상'을 억제하기 위해 해열제를 투여한다.

이와 같은 대증요법으로서의 약물요법이 현대 의학의 주류가 되어 버렸다. **'질병'을 치유하려는 '치유반응'을 약물로 중단시키면 '질병'은 만성화되어 간다는 악순환에 빠져든다.** 그 모순점을 아직도 서양학자들은 깨닫지 못하고 있다.

이러한 과오에 대해서 칸톤은 질병의 원인을 생체의 전체적인 '기본

바탕'의 악화에 있다고 간주한다. 이것은 지극히 동양의학의 발상에 가깝다. 동양의학은 '질병의 원인'을 체질의 악화로 간주하기 때문이다.

칸톤은 질병의 원인이 '체질의 악화'에 있다는 것을 깨달은 것이다. 그래서 '해수요법'에 의해-근본적인 원인을 복원시키면 질병이 치유된다-고 생각했다. 이것은 참으로 올바른 발상이다. 즉, "바닷물을 인체의 쇠약해진 부분과 '교체'하는 것"이다.

이리하여 체질 개선이 질병 회복으로 이어진다. 그것은 모든 병에 통하는 진리이며 의료의 근본 원리이기도 하다. 하지만 현대 의학은 지금도 여전히 잘못된 험난한 길로 돌진하고 있다. 약물과 방사선 등으로 '증상'을 두드리면 질병은 치유된다(?!)고 맹신하며 돌진하고 있다.

"현대 의학은 근본적으로 잘못되었다."고 세계적인 자연의학의 권위자 모리시타 케이이치 박사는 단언했다. 현대 의학은 모든 면에서 파탄이 났으며 붕괴되고 있다. 그것은 파스퇴르로 시작되는 병인론의 치명적인 과오로 귀결된다.

그러나 현대 이래의 의료이권 세력은 일관되게 파스퇴르를 칭찬하고 칸톤을 묵살하며 현재에 이르렀다. 의료 마피아의 총본산인 록펠러 재벌 등이 그 전형이다. 칸톤의 '해수요법(탈라소테라피)'을 그 당시의 의학계가 철저히 묵살한 이유도 마찬가지로 명백하다.

― 희석한 바닷물로 질병을 치유한다? 그러면 장사가 안 된다 ―

칸톤 해수요법의 눈부신 효과

그러나 의학계의 냉소와 탄압도 칸톤에 대해서는 무력했다. '해수요법'의 체질 개선 효용을 믿고 이상에 불타올랐던 그는 정면으로 돌파하기 시작했다.

수많은 사람의 생명을 구하기 위해 '해수요법'을 시행하는 해양진료소를 파리에 개설하였다. 의학계는 반발만 하는 것은 아니었다. 많은 의사들이 그 이론에 공감하여 적극적으로 협조하였다. 더군다나 그 당시에 '해수요법'의 실천자는 칸톤만이 아니었음에 주목해야 한다.

'칸톤의 개' 실험 성공의 영향은 프랑스 전국으로 확산되어 갔다.

'희석한 바닷물이 체질개선과 질병치유에 효력이 있다!'

19세기 말부터 이미 많은 의사들이 독자적으로 '해수요법'을 환자에게 실시하게 되었으며, 그것은 다음과 같은 눈부신 효과를 올렸다.

- ▶ **장티푸스** : 혼수상태에 빠진 장티푸스 환자에게 희석한 바닷물을 정맥주사하였다. 그러자 환자는 순식간에 회복되어 죽음의 늪에서 벗어나게 되었다.
- ▶ **자살미수** : 음독자살을 꾀한 젊은이의 치유 사례. 희석한 바닷물의 대량 정맥주사를 하자 깨끗하게 회복되었다.
- ▶ **간경변** : 하루나 이틀 이내에 사망할 것으로 간주된 중증의 간경변 환자. '해수요법'을 실시하자 2주일 후에 퇴원할 수 있을 만큼 회복되었다.

▶ **유전병** : 유전병을 가진 어머니들에 대한 치유 사례. 출생 전에 '해수요법'을 실시하자 유전질환을 갖고 태어난 아이는 한 명도 없었다.

'해수요법'은 대증요법이 아니다. 원리는 근본적인 체질개선이므로 적응증도 놀랄 만큼 광범위하며 많다.

▶ **소아** : 콜레라성 장염/영 · 유아중독증/위장병/유당불내증/영양장애/매독/습진 등.

▶ **성인** : 폐결핵/소화불량/피부병/부인병/정신장애/신경증/급성중독/무력증/우울증/불면증/노화/거식증/빈혈증/골다공증 등.

체질 개선이므로 당연히 모든 병에 효과가 있다는 점을 알 수 있다. 특히 '해수요법'은 소아질환에 눈부신 성과를 올리고 있다. 적응증은 영양실조, 위장병, 발육부전 등, 다방면에 이른다.

해양진료소는 세계 각처로 확산되었다

수많은 어린이들이 '해수요법'의 눈부신 효과로 생명을 건졌다. 소문이 소문을 낳아, 칸톤 해양진료소 문전에는 빈사상태의 어린이를 안은 부모들이 줄지어 쇄도하였다. 영유아에 대해 행해진 치료 사례만으로도 그 반응의 규모를 알 수 있다.

"'해수요법'을 실시한 영유아는 파리에서 10만 명, 유럽에서는 15만 명이나 되었다."

"수많은 기적을 목격한 사람들은 칸톤을 인류의 구세주로까지 칭송하였다."

《최강의 면역》이라는 책을 통해 칸톤을 일본에 소개한 번역자는 다음과 같이 그의 업적을 칭송한다.

"희석한 바닷물을 이용하여 시술하는 해양병원과 해양진료소는 세계 각처로 확산되었다."

칸톤이 행한 '해수요법'은 바닷물을 희석하여 피하에 주사하는 것이다. 더군다나 '해수(칸톤 아이소닉)' 음용요법으로도 치료효과가 있다는 것도 입증되었다. 1959년에는 프랑스 탈라소테라피 협회가 설립되었다. 파리의 사법당국은 '해수요법'을 법적으로 다음과 같이 정의하였다.

"바닷물 및 해양의 대기, 기후가 갖고 있는 다양한 특성을 이용하는 요법."

이와 같은 해양요법은, 주사와 음용만이 아니라, 온천과 같은 입욕요법, 더 나아가 바다의 진흙, 해조요법(海藻療法) 등도 포함된다.

그러나 그 압도적인 기세도 세월이 흐름에 따라 점차로 약화되어 갔다. 기존의 의료이권으로부터 비방과 중상이 반복되었기 때문이다. 특히 의학계로부터의 공격은 노골적이었다. 의사들은 '해수요법'을 비판하는 선봉에 서서 압력을 가해 왔다. 그들은 '치료받으면 위험하다'는 등, 온갖 수단을 동원하여 칸톤에 대한 공격을 전개했다.

이리하여 희대의 천재 생리학자가 제안한 '해수요법'도 역사의 뒤안

길로 점차로 사라져 갔다.

칸톤의 유지를 계승하는 사람들

그러나 그 등불은 완전히 자취를 감춘 것은 아니다. 아직도 깊고 폭넓게 세계 각처에서 계승되고 있다.

일본에서 발행된 《최강의 면역》은 '해수요법' 해설본으로서 완벽한 책이다. 쿠사카베 씨는 J·베르날 루노디가 쓴 《탈라소테라피》라는 책의 번역자이다. 그는 귀국 후, 칸톤 이론에 근거한 음료 '칸톤 아이소토닉' 등을 수입판매하고 있다. 이 회사를 방문하자 담당자가 반갑게 맞이해 주었다.

"'해수요법'은 지금도 행해지고 있어요. 특히 스페인은 연구와 실천이 한창 붐을 이루고 있습니다. 궁극적인 자연요법으로 자리매김하여 현지에는 칸톤연구소가 있습니다."

또한 프랑스에도 임상 사례가 많이 남아 있다.

"2004년에는 칸톤 100주년 기념 축제가 대대적으로 열려, 박사의 증손자까지 참여하였습니다."

아직도 '해수요법'의 명맥은 확실하게 유지되고 있다.

소금물, 링거주사액으로는 효과가 약화되다

"해수치료라면 비용이 싸게 먹힐 것이다."라고 누구나 생각한다.

"하지만 여간 힘든 게 아닙니다."라고 담당자는 말한다. 설명에 의하면 해수의 채취는 오염된 해역에서는 당연히 안 되고, 해수면으로부터 30m나 되는 태양광이 간신히 미치는 깊은 곳에서 이루어진다. 그 깊은 곳의 해수에는 식물 플랑크톤이 많이 모여 있어서 무기질의 유기 변화가 행해지고 있다. 그렇기 때문에 미네랄이 생체에 침투하기 쉬운 상태로 된 해수인 것이다.

바닷물의 채취는 프랑스 북부 브루타뉴 반도의 소용돌이 현상이 발생하는 해역에서 한다. 바닷물을 채취하면 불순물을 여과한 후, 일절 가열처리 등을 하지 않고 냉장 보관하여 스페인 제약공장의 완전무균실에서 유리용기에 담아 완성된다.

"(희석한 바닷물을)소금물이나 생리식염수(링거주사액)와 똑같은 것으로 생각하는 사람도 있습니다. 그러나 미네랄 성분이 다릅니다. 그러므로 바닷물이 아니면 진정한 효과는 없는 겁니다."

'해수요법'이 탁월한 효과를 발휘하는 데는 또 다른 이유가 있다. 그것은 함유된 미네랄 효능이다. 그 생리작용에 주목하기 바란다.

생리식염수, 링거주사액 등에는 이러한 유용성분은 함유되어 있지 않다. 확실히 바다는 대자연의 '생명의 어머니'이므로 자양분이 풍부하다.

치시마 · 모리시타 학설과 '칸톤의 개'

'암 치료에 사용할 수 있다!'

'칸톤의 개' 에피소드에서 나는 직감했다. 너무나도 흥분되어 피가 솟구치는 것을 느꼈다. 정말로 훌륭한 미래의 대체요법이 된다.

"모든 병은 혈액 오염에서 비롯된다."

이것은 동양의학의 근본원리이다. 오염된 혈액을 '오혈'이라고 한다. 즉, 현대병인 암이나 당뇨병도 모두 혈액 오염으로 인해 발생한다. '칸톤의 개' 실험은 오염된 혈액을 빼내고 바닷물로 교체한다. 궁극적인 해독이다. 오염된 혈액이 빠져나가고 체내 정화가 시작된다. 방사능에 피폭된 체내의 정화에도 한몫을 한다. 다이어트 요법도 된다.

여기서 등장하는 것이 치시마 박사와 모리시타 박사의 학설이다. 그 골자는 세 가지다.

① **장관조혈설**(腸管造血說)
② **세포가역설**(細胞可逆說)
③ **세포신생설**(細胞新生說)

예로부터 음식은 피가 되고 살이 된다……는 말이 있다. 즉, '음식'은 장관에서 '적혈구'가 되고 '살'(체세포)이 된다. 그런데 기아상태에 놓이게 되면 이번에는 살과 뼈 등의 '체세포'가 '피'(적혈구)와 '음식'(영양원)으로 되돌아가 신체에 에너지를 공급하게 된다. 즉, 혈구는 체세포로, 체세포는 혈구로 되는 것이다.

이것은 지극히 당연한 논리라고 여겨진다. 그러나 서양의학은 "피는 뼈에서 생겨난다."는 엉뚱한 착각을 답습해 왔다. 골수세포가 적혈구로 되돌아가는 '가역반응'을 조혈반응으로 오인한 것이다. 참고로 말하자면 요즘 화제가 되고 있는 iPS세포와 STAP세포 등도 본래의 만능세포인 적혈구가 체세포로 변화되는 과정의 '만능세포'에 지나지 않는다. 니이가타 대학의 교수였던 아보 토오루 박사는 "인간의 몸은 원래 만능세포 투성이다."라고 말하며 항간의 iPS세포 소동에 쓴웃음을 지었다.

피를 뺀다. 바닷물을 주입한다. 그러자 거기에 살과 뼈 체세포가 적혈구로 변화되어 채워진다. 적혈구는 백혈구와 과립구 등 다른 혈구로 신속하게 변화된다. 이리하여 혈액은 급속하게 재생된다. 따라서 '칸톤의 개'는 치시마·모리시타 학설을 멋지게 증명한 셈이 된다.

개에게 주입된 바닷물은 혈장(血漿)성분이 된다. 한편 혈구 성분은 살과 뼈 등의 체세포에서 생겨난다. '살'이 '피'(적혈구)가 되는 것이다. 이것이 '세포가역설'로, 지금으로부터 50년 이상이나 앞서 성립된 치시마·모리시타 학설이다. 더군다나 100년 전에 성립된 칸톤의 학설을 '칸톤의 개' 실험을 통해서 멋지게 이 책에서 다시 만나게 되었다.

여성이 남성보다 장수하는 이유

"암은 신체의 '정혈(피를 맑게 함)' 장치"라고 모리시타 박사는 말한다. 이를테면 여성의 생리란 일종의 사혈요법이라고 간주할 수 있다. 즉, 여성은 매달마다 오염된 피를 배출하고 있다. 즉 일종의 '해독작용'을 하고 있는 것이다. 그러므로 남성에 비해 수명이 길다는 학설은 설득력이 있다.

혈액이 오염되면 부패하기 시작한다. 그것을 패혈증이라고 하는데, 발병하면 1주일이 채 안 되어 급사한다. 그러한 비극을 피하기 위해, 신체는 몸속에 '쓰레기 처리장'을 만든다. 그것이 암인 것이다. 어떤 장기가 몸속의 독소를 받아들인다. 그리하여 스스로 자신을 희생시켜 혈액을 정화하고 있는 것이다. 그러므로 암은 신체가 부여한 일종의 혈액 '정화장치', 어떤 의미로는 '연명장치'라고 할 수 있다. 그렇게 생각하면 참으로 감사해야 할 존재인 것이다. 암이 성장하는 것은 혈액이 계속 오염되고 있기 때문이다. 그렇다면 혈액 오염을 중단시키면 암은 성장할 수 없다. 그러므로 단식과 소식이 암에 효과가 있다는 것도 당연하다. 더군다나 '칸톤의 개'처럼 오염된 혈액을 뽑아내고 희석한 바닷물로 교체하면 신체에 주입된 바닷물의 성분으로 인해 오염된 암세포가 적혈구가 되어 녹아 나온다. 그 오염된 피를 깨끗한 바닷물로 교체한다. 이것을 반복하면 암 독소는 순식간에 몸 밖으로 배출되며, 신체는 정화되고 암은 축소·소멸되어 간다. 따라서 '칸톤의 개'는 궁극적인 암 치료를 암시해 주고 있는 것이다.

더 나아가자면 암 뿐만이 아니다. 오늘날의 대부분의 질병은 과식과 오염에 의해 초래되고 있다. 당뇨병과 비만 등의 생활습관병은 그 전형적인 사례이다. 똑같은 메커니즘으로 심장병과 간, 신장 등의 모든 병이 쾌유되어 가는 것도 확실하다.

사혈요법 + 해수요법, 미래를 위한 의료혁명으로

'칸톤의 개'는 오염된 피, 과잉의 피를 빼낸다. 그것은 사혈요법(독을 배출하는 요법) 그 자체이다. 의성 히포크라테스도 사혈요법을 하였다. 고대 메소포타미아 문명 유적지에는 커플링요법 벽화가 남아 있다. 이것은 다른 말로는 '흡옥요법(吸玉療法)'이라고 한다.

 작은 용기 속에 불을 피워 몸 표면에 대고 음압(陰壓)을 이용해 오염된 피를 몸 표면까지 유도해 낸다. 침 등으로 작은 상처를 내두면 오염된 피를 빼낼 수 있다. 이 '흡옥요법'은 전 세계의 여러 민족에서 전승되는 의료로 행해져 왔다. 일본 오키나와에서는 '부-부-'라는 이름의 전통적인 의료로 지금도 널리 행해지고 있다.

 《3일 단식하면 70% 치유된다!》는 책에서 상세하게 언급하고 있지만, 모든 병은 체질 오염에서 비롯된다. 단식하면 신체는 스스로 정화한다. 그러므로 단식은 만병을 치유하는 묘법인 것이다. '흡옥요법'도 체독(오염된 피)을 피하로 유도해내어 혈액순환을 통해 독을 배출하는 것이다.

 '칸톤의 개' 해수요법은 이러한 독 배출작용만이 아니라 혈장 성분(바닷물)을 주입한 것으로, 바닷물의 미네랄 성분에 의한 체질 개선 효과가 더해진다. 따라서 그것은 궁극적인 미래의 의료가 될 수 있을 것이다. 더군다나 그것은 궁극적인 암 의료이기도 하다.

수혈을 대체하는 궁극적인 미래의 요법을 증명하는 '칸톤의 개'

'칸톤의 개' – 그 원리는 암 치료와 체내 정화 등에 희망을 불어넣어주기만 하는 것이 아니다. 그것은 '수혈'을 대체하는 의료가 될 수 있다. 현대 의학의 최대 실패작인 '수혈'은 지금 당장이라도 금지되어야 한다. "그것은 폭론(暴論)이다!"라고 의학계뿐만 아니라 일반 사회로부터도 엄청난 반론이 제기될 것이다.

그러나 그들이 뭐라고 하든 염려할 필요는 없다. '칸톤의 개'야말로 '수혈 불필요론'의 증명이 된다. 즉, 르네 칸톤이 증명한 '해수요법'이야말로 '수혈요법'을 완전히 대체하는 궁극적인 미래의 요법인 것이다. '칸톤의 개'는 그것을 증명하였다.

그러나 일본에서는 지금도 여전히 연간 약 120만 명의 환자에게 수혈을 하고 있는데, 그중 부작용으로 약 10만 명이 "죽임을 당하고 있다."는 가능성이 있다.

"수혈하지 않으면 죽습니다." 라는 말을 듣거든

이 책에서는 '수혈'을 단호히 거부할 것을 권장한다.

그럼 어떻게 하면 좋을까?

빈혈의 경우라면 체액이 감소한 것이 아니므로 굳이 부질없는 것을 주입할 필요가 없다. 수혈로 헤모글로빈 수치(Hb)가 상승하여도 외견상 수치가 상승한 것뿐이지 효과는 없다. 수술로 실혈한 경우는 수분과 전해질(미네랄 성분)을 보충하면 된다. 의료 현장에서 늘 익숙해진 것은 '링거주사액'이다.

수혈을 거부한다. 그러면 주치의는 핏대를 올리며 호통을 칠 것이다.

"수혈하지 않으면 죽어요!"

그렇다면 **당신은 차분하게 이렇게 말해야 한다.**

"**전해질액으로 대체해 주세요.**"

전해질액보다 더 효과가 있는 것은?

더 이상 말할 필요도 없다. 그것은 묽게 희석한 바닷물로 만든 대체혈장이다. 시판되고 있는 것으로는 '칸톤 해양연구소'가 생산 판매하고 있는 상품명 '칸톤 플라즈마'이다. 그것은 바닷물로 정제한 혈장 성분이다.

해수요법과 동종요법

'해수요법'의 효능을 높이 평가한 것이 호메오파시(homeopathie) 의료이다. '호메오파시'를 다른 말로 표현하면 동종요법(同種療法)이라고 한다. 그것은 생체의 호메오스타시스(항상성 유지기능)를 자극하여 질병을 치유하는 치료법이다.

이를테면, 감기로 인해 열이 나는 것은 감기를 치유하기 위한 자연치유 반응이다. 서양의학은 해열제 등을 투여하여 열을 떨어뜨리려고 한다. 증상을 질병으로 간주하여 약물(화학독)에 대한 생체 독물반사(毒

物反射)를 주된 작용(효능)으로 이용한다. 증상은 질병을 치유하기 위한 치유반응인데, 그것을 오히려 반대로 방해하는 것이다. 그러므로 역증요법(逆症療法)이라고도 한다. 치유를 방해하면 질병은 악화되어 만성화한다.

이에 비해 호메오파시는 오히려 열을 내는 것을 감기환자에게 투여하여 발열(치유반응)을 촉진시킨다. 이렇게 열이 나게 하는 물질을 '레메디(remedy)'라고 한다. 일종의 독이지만 그것을 수 억~수 조분의 1로 희석한 액을 투여한다. 그 물질의 '파동 에너지'를 이용하고 있다고 한다. '레메디'는 초근목피로부터 동물에 이르기까지 종류가 다양하다. 나는 직감적으로 '서양의 한방'이라고 이해하였다. 참고로 말하자면 자격을 갖춘 전문의를 호메오파스(homeopath)라고 한다.

1908년, 호메오파시 의료는 '해수요법'을 '레메디'로 채택하였다. 그 당시 미국의 국립기관인 호메오파시 협회에는 8천 명 이상의 임상의가 가입해 있었고 칸톤의 '해수요법'을 임상치료에 적극적으로 도입하였다. 그들은 바닷물 속에 있는 미량원소(미네랄성분)의 치유작용에 착안했던 것이다.

참고로 말하자면, 영국의 찰스 왕세자를 비롯한 영국 왕실의 주치의는 호메오파스라고 한다. 그 유명한 록펠러 일가족도 제약업으로 거대한 부를 축적하면서도 현대 의학이나 약물요법을 전혀 신용하지 않는다. 그들의 주치의가 모두 호메오파스라는 사실에 기가 막힐 따름이다.

왕족도 세계적 재벌도 호메오파시 의료에 의존하고 있다. 현대 의학

에 대한 그 우위성은 누가 봐도 분명하다.

오늘날 계승되고 있는 칸톤 의료

1956년에는 파리 국제회의에서 "혈장보다 바닷물이 분명히 우수하다."고 발표되었다. 바닷물로 개발한 '칸톤 혈장'(칸톤 플라즈마)의 의학적 우위성이 입증된 것이다.

2004년, 파리에서는 대대적으로 '칸톤 100주년 기념축제'가 개최되었다. '해수요법'을 실천하는 임상의들이 한자리에 모였다. 잭 도네는 소아과 의사로서 임상에서 많은 칸톤 치료를 실천하고 있다. 마리 조제 스테링 의사는 수혈의학협회 회장으로, 과거에 제네바 대학의 혈장수혈센터 책임자를 역임했으며 '칸톤 혈장' 임상연구로 알려져 있는 인물이다. 스위스의 치과의사 니콜라 스테링 박사는 치조농루(齒槽膿漏) 환자 잇몸에 칸톤 혈장을 주사하여 높은 치유 효과를 올리고 있다.

같은 해에 프랑스의 마르코 파야 의사는 국영 라디오방송을 통해 '칸톤 의료'에 관해 2시간에 걸쳐 강연을 하였다. 청취자들은 '해수요법'의 눈부신 치료 실적에 놀랐다. '아토피성 피부염', '갑상선기능 저하증', '요통', '골다공증', '암', '건선', '임신 중 수은중독', '노화예방', '부종', '간기능 활성' 등이다. 그는 칸톤 의료의 계승자로 '해수요법'의 제1인자이며, 스페인의 칸톤연구소를 운영하고 있다. 그 명맥은 오늘날에도 생생하게 계승되고 있는 것이다.

말기 유방암을 축소시킨 해수요법

암 치료에서도 칸톤 요법이 주목을 받았다.

"모든 병은 신체 내부의 균형이 붕괴됨으로써 발생한다."

그것은 암에도 해당된다. 그 당시 칸톤 이론에 주목한 독일인 학자 로벨 시몬 박사는 1907년에 한 권의 책을 저술하였다. 그 내용 중에 한 사람의 유방암 환자 사례가 눈길을 끈다. 수술을 받은 후에 암이 재발한 여성의 사례이다.

그녀는 이미 팔에 통증을 수반하는 부종이 발생하였다. 겨드랑이 아래와 목 부분 림프절 전체에 암 재발이 나타나는 말기적 증상이었다. 시몬 박사는 환자의 체내에서 "내부환경 교란이 발생했다."고 생각하고 칸톤의 '해수요법'을 시도해 보았다. 환자에게 희석한 아이소토닉(체액과 거의 동등한 침투압을 가진 미네랄) 상태의 바닷물을 주입하였다.

"그러자 종양이 작아지고 팔의 통증이 사라지면서 병세는 조금씩 정상으로 회복되었다." 《최강의 면역》

바닷물에 의해 체내의 균형이 회복된 것이다. 이 성과로 시몬 박사는 미네랄 보충의 중대성에 관심을 나타냈다.

미네랄 균형이 건강의 열쇠

'암은 부분적인 질병이 아니라 몸 전체의 질병이다'

이제는 현대 의학계에서도 인정하지 않을 수 없는 진리이다. 그렇다면 어째서 '해수요법'으로 암이 없어지거나 축소되는 것일까? 그것은 체액 균형이 회복되었기 때문이다.

그러므로 특히 유의해야 할 점은 미네랄의 역할이다. 인체를 구성하는 주요 원소는 산소, 탄소, 수소, 질소 네 종류이다. 이러한 4대 원소가 인체의 96%를 차지한다. 나머지 4%가 무기질(미네랄)이다. 미네랄 중 비교적 많은 것이 인, 유황, 나트륨, 칼륨, 마그네슘, 칼슘, 염소이다. 이러한 7대 원소는 체액을 알칼리성으로 유지하거나 장기 기능을 조정하는 등, 항상성(호메오스타시스)을 유지한다. 세 번째로 많이 함유된 것이 미량의 미네랄 원소군인 올리고 엘레먼트(oligo element)이다. 제각기 인체의 중대한 생명활동에 관계된다.

그 밖에도, 규소, 비소, 붕소, 코발트, 크롬, 바나듐, 니켈, 카드뮴, 주석 등등, 대부분의 원소가 열거된다. 이러한 것들이 부족하면 체내 효소가 활성화되지 않으며 유전세포 내의 핵산(DNA, RNA)이 이상 증세를 일으킨다. 또한 영양소를 흡수하지 못하는 등의 장애가 발생하기도 한다. 다만 각종 미량 미네랄 원소의 자세한 역할은 아직도 밝혀지지 않았다.

미량 미네랄의 역할

철분(Fe)	적혈구 증식
구리(Cu)	생체 내에서 다양한 물질을 만들어 노화방지 작용
아연(Zn)	단백질을 만들어, 뇌 활동을 도움
망간(Mn)	성장에 관계되며, 신경 흥분을 억제함
코발트(Co)	신경기능을 좋게 함

몰리부덴(M)	생체의 항상성 유지
바나듐(V)	혈액 속의 콜레스테롤 축적을 예방
셀렌(Se)	생체조직을 젊게 유지하며, 관절염 예방
요드(I)	여분의 지방을 제거하며, 모발·손톱·피부·치아의 성장을 촉진함

생리식염수와 링거주사액의 한계

"미네랄 결핍은 물론이지만, 반대로 과잉 상태로 인해 몸 상태가 좋지 않게 될 수도 있다. (생략) 공업화된 국가들에서는 미량 미네랄 원소 부족이 다양한 기능장애의 원인이 되었다."《최강의 면역》

특히 현대인은 면역력이 저하되어 있다. 그 원인 중의 하나로 미네랄 부족을 예로 드는 학자도 적지 않다. 그중에서 가장 큰 원흉으로 지목되는 것으로는 천연소금이 아닌 화학염의 보급이다. 이온교환막으로 바닷물 속의 미네랄을 제거하고 순수한 NaCl(염화나트륨)로 만들어 버렸다. "무엇이든지 정제하면 좋다."고 맹신한 현대과학의 치명적인 실패작 중의 하나이다.

이 화학염과 예로부터의 천일염을 한데 묶어 "소금 과다섭취는 인체에 좋지 않다."고 소란을 피우는 건강론 또한 우스꽝스러운 일이다. 칸톤의 '해수요법'은 바닷물과 동일한 성분을 가진 미네랄을 보충한다.

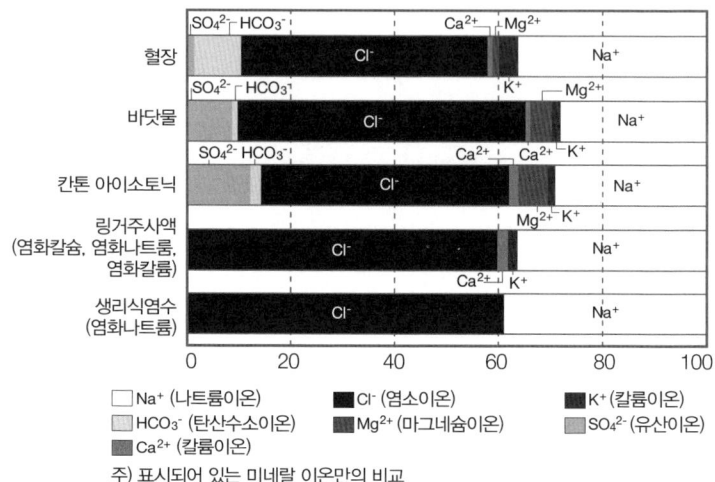

위의 도표는 '혈장' '바닷물', '칸톤 아이소토닉', '링거주사액', '생리식염수'의 미네랄을 비교한 것이다. '혈장'과 '바닷물'이 상당히 비슷한 비율임을 알 수 있다. 생리식염수는 바닷물과 비슷한 것 같지만 사실은 그렇지 않다. 링거주사액도 바닷물과는 다르다. 반대로 칸톤 아이소토닉은 바닷물과 거의 동일함을 알 수 있다.

그 '해수요법'으로 체액 균형이 회복된다. 그러면 생체항상성 기능 유지를 가속화하는 자연치유력이 작용하여 암조차도 회복되어 간다.

엄선한 포인트에서 채취한 '살아 있는 바닷물'

참고로 말하자면, 바닷물이라면 무엇이든 괜찮다는 것은 아니다.

칸톤 '해수요법'에 사용되는 '칸톤 아이소토닉'에는 다음과 같은 특징이 있다. 핵심은 "백혈구가 계속 생존한다."는 점. 거기에는 완벽한 미네랄 균형이 유지되지 않으면 안 된다. 미네랄 비율이 체내환경과 동등한 바닷물 그 자체라야만 체내환경은 모순되지 않게 복원된다. 구체적으로는 다음과 같다.

① **엄선한 포인트** : 채취 해역의 엄선. 바닷물은 소용돌이 현상이 있는 장소.

② **살아있는 바닷물** : 먹이사슬은 소용돌이 중심지에서 관찰된다. 먹이사슬인 식물성·동물성 플랑크톤이 풍부한 곳이다. 이곳에서 채취한 바닷물에는 이러한 생물체에 의해 고순도로 이온화된 미네랄이 함유되어 있다. 따라서 미네랄 흡수 효과가 뛰어나다. '살아 있는 바닷물'인 것이다.

③ **희석법** : 칸톤은 바닷물을 증류수가 아니라 솟아나는 샘물로 희석하였다. 그러므로 미네랄 유효성분이 그대로 체내로 흡수될 수 있다.

④ **멸균법** : 열처리가 아니라 여과멸균. 따라서 바닷물의 항균성이 상실되지 않는다.

⑤ **이온화된 미네랄** : 이온화된 미네랄은 세포막을 원활하게 통과한다. 2003년, 미국 피터 아그레 교수 팀은 "모든 미네랄 이온에는 세포막을 통과하는 각각의 경로가 존재한다."는 것을 발견하여 노벨 화학상을 수상하였다. 많은 질병의 원인은 이러한 통과 루트의 기능 저하로 여겨진다. '해수요법'은 그 이온 흡수 능력을 향상시킨다.

1982년 이전에는 '해수요법'의 칸톤 아이소토닉은 의약품으로 인가되었다. 그 당시에는 훌륭한 의약품이었다. 그 적응증은 다음과 같다.

- **영유아** : 위장염, 중독증, 습진, 미숙아, 출생전 치료.
- **성인** : 빈혈, 무력증, 과로, 노화, 위장염, 변비, 적리, 폐결핵, 다발성경화증.
- **부인과** : 임신중의 입덧, 자궁질 감염증 및 울혈(鬱血).
- **안과 · 이비인후과** : 비염, 부비강염(副鼻腔炎).
- **피부질환** : 습진, 두드러기, 알레르기, 감염성 피부염, 화상 등.

그 병리적인 특징을 한마디로 말하자면 '누구든지 OK. 금기사항은 없음. 부작용 없음.'이다. 도쿠시마 대학의 타케다 가츠유키 명예교수는 칸톤의 위대한 업적을 이렇게 칭송하고 있다.

"이론을 가지고 현실로 향하는, 현실 속에서 이념을 추구하는 바람직한 지성-이상주의적 현실주의-이, 르네 칸톤의 해양이론에 관한 과학적사고의 발전과정에 끊임없이 계승되어 살아있다는 것을 알고 감동했다."

바닷물을 희석한 것과 양수는 침투압과 성분이 동등하다.

"그리워하며 바라보기만 하던 바닷물을 처음으로 만난 곳은 어머니의 양수." (타케다 가츠유키, 《최강의 면역》)

PART 09

흡혈 비즈니스의
대붕괴가 시작되었다

후나세 슌스케(환경평론가)

> 록펠러 집안의 생활상이 밝혀졌다.
> 그들은 의약품을 일절 신용하지 않으며, 약은 절대로 복용하지 않는다.

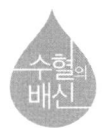

'칸톤의 개' 실험이 남긴 교훈

"만약에 적혈구가 오늘날의 신약이라면, (정부 당국으로부터) 인가를 받기는 지극히 어려울 것이다." (제프리 맥크로 박사)

"하지만, 수혈로 살아난 사람도 있지 않느냐?" 이렇게 생각하는 사람도 많이 있을 것이다.

여기서 분명히 말해 두고자 한다. 그것은 수혈로 살아난 것이 아니다. 전 세계 사람들이 엉터리 가짜 의학 이론에 속고 있었던 것이다. 그들은 수혈제제에 함유된 '수분'과 '전해질 미네랄' 보충으로 살아난 것이다. 그러므로 환자에게 투여하는 것이 혈액이어야 할 이유는 전혀 없다.

혈액을 모두 바닷물로 만든 대체혈장으로 치환하여도 그 개는 살아 있었다. 그뿐만 아니라 그 이전보다 더 활발해졌다. 칸톤이 개에게 투여한 것은 혈액이 아니라 '생명의 어머니'인 바닷물이다. 거기에는 '수분'과 체액 균형과 동등한 '미네랄'(미량원소)이 함유되어 있었다.

혈액을 뽑아내고 수분과 미네랄 성분만의 희석한 바닷물을 주입했을 뿐인데, '칸톤의 개' 체내 혈액은 급속히 회복되었고 혈관을 가득 채웠다. 그 혈액은 도대체 어디에서 생겨난 것일까? 그 혈구 성분은 도대체 어디에서 나타난 것일까?

그것은 체세포가 혈구로 되돌아간 것이다. '세포가역설'. 이것은 치시마·모리시타 학설의 기본 이론이다. 그 이론은 이미 50여 년 전에 확립되어 실증되었다. '음식(영양소)'은 '피'가 되고 '살'이 되는 것이다.

즉, 음식은 장관에서 피가 되고 적혈구가 되는 것이다. 적혈구는 만능세포에서 체세포(살과 뼈)로 변화한다. 더구나 기아상태에서는 체세포가 적혈구와 같은 혈구세포로 되돌아가고, 더군다나 그것은 영양원으로써 생체를 형성하며 에너지를 보급한다. 결국 '살'은 '피'가 되고 '음식(영양소)'으로 되돌아간다. 정말 너무나도 간단명료하다. 생명이란 이렇게 융통성을 발휘하여 자유자재로 다양하게 변화하는 것이다.

그러나 대다수의 의사들은 이 당연한 진리를 이해하지 못한다.

현대 의학을 지배하는 록펠러 재벌

'당연한 것'을 이해할 수 없는 것으로 만든 것은 거대한 의료이권으로, 그 정체는 록펠러 재벌과 로스차일드 재벌로 대표되는 초거대자본이다. 특히 록펠러 재벌은 현대 의학을 근본부터 지배해 왔다.

"건강은 모든 사람들의 주된 관심사이다. 그러나 약을 판매하거나 의료행위를 하는 것은 영리를 목적으로 한 기업과 병원이다." "의료 분야의 진정한 위기, 즉 세계적인 규모의 음모가 이 영역에 침투해 있다는 사실이 밝혀졌다."《의료살육》오모카게바시 출판)

이것은 세계적인 저널리스트인 유스터스 마린즈 씨의 고발이다.

"음모의 목적은 사람들의 건강을 계획적으로 대단히 낮은 수준으로 떨어뜨리는 데 있다."(마린즈)

일반 사람들의 건강을 악화시켜 환자를 대량으로 만들어내면 의약품도 팔리고 병원도 막대한 수익을 올릴 수 있다.

"이 음모는 단순하게 금전적인 수익을 증대시키는 것만으로는 만족하지 않지만, 그럼에도 고의적으로 사람들의 건강을 악화시켜 얻은 수익은 무려 1조 달러에 달하였다."(마린즈)

여기까지 읽고는 음모론이라고 이유 없이 싫어하며 반발하는 사람도 있을 수 있다. 그러나 이제 '그들'은 음모는 말할 것도 없고, 버젓이 인류의 건강 파괴에 날마다 열중하고 있다.

"약은 원래 '독'이다."

이 말은 모든 의료계 종사자가 인정하고 있다. 그러나 그 '독'을 TV 광고 등으로 당당하게 선전하며 사람들을 '세뇌'시켜 막대한 수익을 올리고 있다. 병원은 하등동물인 말에게나 먹여야 할 정도의 대량의 '독'을 처방하여 환자에게 "죽을 때까지 복용해."라고 명령한다. 사람들은 명령받은 대로 공손하게 엄명에 따른다. 마치 가축이나 다름없다. 바야흐로 '그들'의 궁극적인 목적은 인류를 가축 수준으로 만드는 것이다.

" '그들'에게 있어서 가장 중요한 것은, 악질적이게도 건강문제를 이용하여 국제정치상의 야망, 즉 최종적으로 전 세계 사람들을 냉혹한 '신세계 질서'에 복종시키는 것이다." (마린즈)

국제 의료 마피아의 시도

《의료살육》이라는 책에서는 '그들' 국제적인 제약 트러스트와 의료독점 체제(Medical Monopoly)의 악의를 철저하게 폭로하고 있다. '그들'은 한마디로 말하자면 국제 의료 마피아이다.

그들의 노림수란 "세계 화학 트러스트가 제조한 화학물질을 사용하지 않는(전통적인) 의학적 요법의 모든 것을 법에 위배되는 위법 치료로 단죄하려고 시도하는 것이다.", "나는 화학 트러스트를 구성하는 기업의 소유자들을 조사하고 있는 동안 로스차일드 = 록펠러의 세계질서(세계권력)의 일부인 중앙은행(미국 연방준비은행)의 흑막들과 부딪쳤다."

'그들'은 경제를 통해 미국을 지배하며 세계를 장악하고 있다. "처음부터 중앙은행은 지폐를 인쇄하는 권한을 정부로부터 부여 받았기 때문에, 록펠러 집안은 이 종이돈을 사용하여 1914년까지 미국 전국의 의사들을 완전히 장악하였다." "'그들'은 미국의 의료를 자연요법과 동종요법에서 억지로 대증요법으로 변경시켰다. 대증요법이란 로스차일드 집안이 발달시킨 독일의 의료제도(현대 의학)이다.", "대증요법은 자연요법과 동종요법에 대해 적대관계에 있다. 왜냐하면 대증요법은 인체에 자연스런 모든 치료법을 금지하고 그 대신에 화학약품과 위험한 외

과수술, 장기간의 입원 등을 강요하기 때문이다."⁽마린즈⁾

록펠러 집안은 약을 신용하지 않는다

여기서 아이러니컬한 에피소드를 한 가지 추가해야 되겠다.

　록펠러 집안의 생활상이 밝혀졌다. 그들은 의약품을 일절 신용하지 않으며, 약은 절대로 복용하지 않는다. 현대 의학의 의사들을 일절 가까이 하지 않는 그들의 주치의는 동종요법 전문의들이다!

　세상 사람들에게 투여하여 폭리를 취한 의약품을 모두 거부하며, 의사도 신용하지 않는다. 그들이 탄압해 온 대체요법을 그들은 받아들이고 있다. 즉, '그들'은 인류라는 '가축'을 사육하는 사육주인 것이다. '가축'에게나 하는 조치를 사육주가 받아들일 리는 없다.

　물론 사육주들은 수혈을 받는 일도 없을 것이다. 혈액제제 등도 배척해버린다. 그것이 효과가 없으며 지극히 위험하다는 것을 이미 잘 알고 있다. 그러면 그들은 왜 백해무익한 '수혈', '혈액제제'를 전 세계적인 대증요법으로 보급시키고 있는 것일까?

　그것은 가축용으로 개발한 의료기술이기 때문이다. 즉, 질병을 만들어내 자신들이 구축한 의렵산업(환자사냥 산업)에 막대한 수익을 가져오기 위한 것이다.

90%의 의료는 만성질환에 무력하다

마린즈 씨가 존경해 마지않는 한 명의 의사가 있다. 그 사람은 바로 미국의 소아과 의사였던 로버트 S 멘델슨 박사이다.

그는 이미 고인이 되었지만 지금도 미국에서 가장 성실한 의사로 칭송받고 있다. "박사는 의료 독점체제에 반대하여 기탄없는 발언을 해온 극소수 의사 중의 한 사람."이라고 마린즈 씨는 칭찬한다.

멘델슨 박사는 "구명의료를 제외한 90%의 의료는 만성질환에 너무나 무력하다."고 단언한다. 그것은 "환자를 치유하기는커녕 악화시켜 죽어가게 만들고 있다."고 말했다. 그리고 이렇게 잘라 말했다.

"지구상에서 의료의 90%가 사라지면 사람들은 보다 건강한 삶을 살 수 있을 것이다. 그것은 나의 신념이다." 《의사가 환자를 속일 때》 PHP문고 발행)

네 종류의 독이 든 물

멘델슨 박사는 병원이라는 사신(死神)의 교회에는 '네 종류의 성수'가 바쳐지고 있다고 한다.

원래 성수란 교회에서 신자들에게 정결의 의미로 뿌려지는 물이다. 그러나 '죽음의 교회'에서 뿌려지는 것은 독이 든 물이다. 그것은 ① **예방접종**, ② **불화물 첨가수**(弗化物添加水), ③ **수혈 · 링거주사액**, ④ **초산은**(硝酸銀)이다. 그리고 박사는 이렇게 단언한다.

"안전성이 의심스럽다. 사용해서는 안 된다."

현대 의학의 병원이라는 '죽음의 교회'에 바쳐지는 '독이 든 물' 중의 하나가 '수혈'인 것이다.

멘델슨 박사는 의료세계에서 수혈이 초래하는 참상을 목격해 왔기 때문에 그것을 '독이 든 물' 중의 하나로 열거한 것이다.

전혀 발전이 없는 수혈에 대한 기본사상

의학의 역사는 시행착오의 역사이기도 하다. 그 대부분은 무참한 실패로 끝났다. 수혈의 역사 또한 그 실패의 역사를 거듭 반복하고 있는 것이다.

1600년대에 와서야 간신히 "혈액은 심장에 의해 전신을 순환하고 있다."는 '혈액순환'이 발견되었다. 이어서 동물해부학에서 "출혈하면 순환혈액량이 감소하여 사망한다."는 결론을 도출했으며, 그것은 수혈에 의한 구명 가능성에 도달하게 되었다. 이 개념은 현대 의학의 '수혈론'으로 그대로 계승되었다. 즉, 수혈의 기본사상은 400년간 조금도 변하지 않은 것이다.

대량으로 출혈하여 사망하는 환자를 앞에 두고 의사들은 이렇게 생각하였다.

"출혈했다!", "그렇다면 피를 주입해라!"

최초로 수혈용으로 사용된 것은 어이없게도 동물의 피였다.

1665년, 루이 14세의 주치의였던 잔 도니는 빈혈에 걸린 성인에게 어린 양의 혈액을 수혈하는 시도를 해본다. 그러나 심각한 부작용으로 환자는 즉시 사망하였다.

그로부터 2년 후, 도니는 조울증에 걸린 남성 환자에게 송아지의 피를 수혈하였다. 환자의 병세는 잠시 회복된 것처럼 보였지만 정신상태가 악화되어 얼마 안 있어 숨을 거두었다. 이처럼 도니 의사가 동물의 피를 환자의 체내에 주입한 것은 프랑스 국내에서 떠들썩한 논쟁을 불러일으켰다.

결국 수혈은 1670년에 국법으로 금지되었으며, 이어서 영국의회도 수혈을 금지하였다. 더 나아가 로마교황청까지 금지 포고령을 발표하였으며, 그 후 의료 현장에서는 150년 동안 수혈 행위가 잠잠해졌다.

혈액 대용의 '생리식염수' 발명

1800년대 영국의 산부인과 의사였던 제임스 브란델은 "사람의 피로 수혈해야 한다."고 주장하였다. 그의 수혈요법은 재차 주목을 받았고 실시하는 의사도 늘어나기 시작했다. 그러나 1873년에 충격적인 경고가 발해졌다.

"수혈을 받은 환자의 절반 이상이 죽었다!"

폴란드 의사 F·게제리우스의 경종으로 수혈 치료는 순식간에 자취를 감추었다.

그런데 1878년, 의학적으로 획기적인 발명이 이루어졌다. 프랑스 의사 조르주 에이암이 생리식염수를 발명하였던 것이다.

"혈액 대용으로 수혈에 사용할 수 있다!", "혈액과는 달리 응고되지 않고 부작용도 없다.", "간단하여 운반도 가능하다."

참으로 훌륭한 한마디다. 조르주 에이암은 '물'과 '염분'으로 대량출혈 환자도 살릴 수 있다는 것을 발견한 것이다. 정말 그 사람이야말로 르네 칸톤의 선구자라고 할 수 있다.

그의 주장은 의학계에 커다란 반향을 불러일으켜 '생리식염수'에 의한 혈액 보충은 광범위하게 행해지게 되었다.

"하지만 이상하게도 얼마 지나지 않아 여론은 재차 혈액을 지지하게 되었습니다. 왜 그럴까요?"

혈액형의 발견, "혈액형이 일치하면 안전하다!"

1900년, '생리식염수'에 대해 정면으로 반박하는 발표가 있었다. 오스트리아의 병리학자 K 란트슈타이너가 "각종 혈액형 A · B · O형을 발견하였다."고 주장한 것이다.

그것은 A, B, O형의 세 종류로 분류되었다. 그는 "한 가지 혈액형이 다른 모든 혈액형에 적합하다고는 할 수 없다." 즉 과거의 수많은 수혈이 실패로 끝난 것도 "혈액형이 달랐기 때문이다."라고 주장하였다.

이어서 1902년, 혈액학자 데 카스트로가 AB형을 발견하였다. 이리하여 네 가지 혈액형의 발견은 세계의 의학계에 커다란 반향을 불러일으켰다.

"사전에 헌혈자와 수혈자의 혈액형이 적합한지를 확인하면 수혈 사고는 피할 수 있다."

의학계는 흥분에 들떠 있었다. 이리하여 에이암의 '생리식염수' 보충법은 순식간에 잊히고 말았던 것이다.

"혈액형만 지키면 수혈은 지극히 유효하다."

많은 의사들은 확신을 가졌다. 더군다나 의학교육에서도 수혈요법을 지도하기에 이르렀다.

그것은 현대 의학의 악의에 찬 계략이었다. 이 책을 여기까지 읽은 독자라면 틀림없이 고개를 끄덕일 것이다.

현대 의학은 '야전병원'의 의학이다

전 세계 의학계가 수혈을 하도록 마구 채찍질한 것은 대규모 전쟁이다.

제1차 세계대전 때, 전쟁터에서 속출하는 부상병들에게 수혈이 대대적으로 행해진 것이다. 하지만 혈액은 즉시 응고되는 숙명이 있었다. 그러나 항응고제(구연산나트륨)가 개발되어 혈액 보존과 전쟁터로의 수송이 가능해졌다. 그것은 참으로 기적 같은 일이었다.

"마치 태양이 멈춘 것 같았다."고 당시의 유명한 의사 B 바하임 박사는 기록을 남겼다. 그 당시 의학계에서는 수혈은 구명을 위한 하늘의 계시라고 여겨질 정도의 의료였다.

또한 20세기는 정말 '전쟁의 세기'였다. 전 세계는 끊임없이 전쟁에 몰두하고 있었다. (사실은 그것도 로스차일드 재벌 등이 획책한 전쟁 비즈니스였지만)

"현대 의학은 전쟁터의 '야전병원'에서 생겨난 의학인 셈입니다."

모리시타 박사는 딱 잘라 말한다.

"베고, 꿰매고, 잇기도 하면서 말이지…(쓴웃음)"

전쟁터에서는 손발을 잃거나 심한 부상을 입은 병사가 속출한다. 우선, 다량의 출혈을 한 병사들의 구명조치로써 행해진 것이 수혈이다. 그러므로 수혈은 현대 의료에서는 필수불가결한 위치에 놓이게 되었다.

그 외에, 마취술과 소독술, 외과수술 등, 전쟁터의 '야전병원'에서 생겨난 의료는 오늘날에도 긴급구명 의료에서 활용되고 있다.

그러나 그것이 만능이 아니라는 사실은 수혈 의료를 검증한 것만으로 충분할까?

록펠러 연구소와 수혈이권

야전병원 시절부터 수혈에 의한 중대한 부작용은 다발하고 있었음에 틀림없다. 그러나 GVHD 등에 의한 급사에도 주의를 기울이지 않았다. 아마 감염증 등의 다른 질병으로 '처리'되었을 것이다. 또한 수혈액에 의한 간염 등의 감염증도 전혀 고려되지 않았다. 포탄이 비 오듯 쏟아지는 전쟁터에서는 그럴만한 상황이 아니었다. 그런 변명도 할 수 있을 것이다.

그러나 문제의 뿌리는 더 깊었다. 그것은 바로 막대한 수혈이권에 주목한 록펠러 집안이다.

"마법의 지팡이를 한 번 휘둘러서 의료계에 대개혁을 초래하여 독점 지배체제를 확립한 마법의 천사는 누구였단 말인가? 그것은 다름 아닌 세계 제일의 부자로 탐욕스런 독점자 존 D 록펠러이다." (마린즈)

어쨌든 이 재벌은 **"19세기부터 세계 의료계의 독점체제를 구축하기 위해 밤낮으로 분투해 왔던"** 것이다.

혈액형의 발견으로 혈액 비즈니스에 서광이 비쳤다

'그들'이 주목한 상대가 바로 혈액형의 발견자인 '란트슈타이너'이다. 그의 혈액형 발견으로 인해 록펠러 의료독점체제가 노리는 비즈니스에 서광이 비쳤다.

록펠러 재벌은 의학교육을 지배하기 위해 먼저 록펠러 연구소를 설립하고 세계의 유망한 연구자들을 영입하여 우대하였다. '유망'이라는 말은 두말할 필요도 없이 '그들'의 이권에 있어서라는 의미이다. 일본의 세균학자로 유명한 노구치 히데요 씨도 록펠러 재벌이 스카우트하여 연구소로 초빙하였다.

마찬가지로 란트슈타이너도 초빙하였다. 1930년, 그가 혈액형 발견으로 인해 노벨 의학상을 수상한 점에 주목한 것이다. 그것은 그야말로 록펠러 재벌의 만반의 준비일 것이다.

록펠러 연구소는 훗날 록펠러 대학으로 명칭이 바뀌었고, 수많은 노벨상 수상자를 배출하였다.

'애국심'을 이용하여 돈벌이를 하다

'그들'의 혈액 비즈니스 독점은 착착 진행되었다.

　1936년, 시카고에 세계 최초의 '혈액은행'이 설립되었다. '은행(뱅크)'이라는 명칭에 주목하기 바란다. 확실히 록펠러 재벌은 '혈액'을 막대한 수익을 낳는 '통화'로 간주한 것이다. 그 후, 제2차 세계대전이 발발하였다. 수많은 '혈액은행'이 전 세계 곳곳에 설립되었고, 보존혈액은 대량으로 전쟁터로 공급되었다. 이리하여 혈액 비즈니스는 록펠러 재벌에게 상상을 초월할 정도의 놀랄만한 수익을 가져다주었다.

　제2차 세계대전은 혈액 비즈니스에 있어서 현기증이 날 정도의 무한한 '시장'을 형성하였다. 혈액의 수요는 엄청나게 증가하였고 대중들도 고양되었다. "지금 당장 수혈!", "당신의 피가 '그들'을 구한다." 국민들의 전의의 고양(高揚)을 겸해, 수혈을 추진하는 포스터가 방방곡곡에 넘쳐났다.

　열정이 넘치는 슬로건의 효과 탓인지, 제2차 세계대전 중에 미국에서는 1300만 단위의 헌혈이 행해졌다. 영국 런던에서도 대략 26만ℓ의 수혈용 혈액이 모아져 전쟁터로 수송되었다.

　'헌혈 캠페인'은 '애국 캠페인'과 맞물려 폭발적인 수혈 붐이 일어나게 되었다. 그것은 배후에서 조종하는 록펠러 재벌에게 거대한 부를 가져다주었다. '그들'은 무기 비즈니스에서 돈을 벌고, 게다가 혈액 비즈니스에서도 돈을 벌었던 것이다.

　전쟁이란 항상 보이지 않는 세력이 획책하는 '비즈니스'이다. 그러나 어느 세계에서나 **근시안적이고 호전적인 '애국자'들에게는 장래를 내다보는 안목이 없다.**

전쟁이 혈액 비즈니스를 가속화시키다

광기어린 전쟁은 광기어린 혈액 비즈니스를 가속화시켰다.

제2차 세계대전 후, 수혈에 의한 외과수술이 표준의료가 되었고 '수술에 수혈은 당연한 것'이라는 관념이 의학계에 정착하였다.

이리하여 "혈액 공급을 목적으로 하는, 연간 수십억 달러에 이르는 세계적인 규모의 산업이 탄생한 것입니다."

록펠러 재벌 등의 의료 마피아는 의약품에 이어 혈액이라는 이권체제를 확립한 것이다.

그러나, 제2차 세계대전의 열기에 은폐되어 있던 수혈의 부정적인 면이 나타나기 시작했다. 1950년에는 한국전쟁이 발발했는데 이 전쟁에서도 수많은 부상병이 생겨났고, 수혈을 받은 병사들에게 간염이 속출하였다. 감염자는 제2차 세계대전 때의 약 3배에 달하였다. 수혈을 하면 혈액공급자를 오염시킨 병원체가 환자에게 감염되는 것은 당연한 이치다. 하지만 그런 사실은 은폐되었고 혈액 비즈니스는 강행되었다. 감염증이 다른 수익을 가져다주기 때문이다.

그러나 감염증이라는 수혈의 중대한 부작용은 언제까지나 숨길 수는 없었다. 1970년대, 미국 질병예방관리센터(CDC)는 충격적인 발표를 하였다.

"수혈에 수반되는 간염으로 인해 매년 추정인원 3,500명이 사망하고 있다."

하지만 이것은 너무나도 적은 숫자에 불과한 추산이다. 사실 사망자는 그것의 10배 이상이라고 여겨진다.

이러한 간염의 대부분은 B형 간염이었다. 감염증 환자가 속출하자 제공자의 혈액검사를 개선하고 헌혈자를 엄선함으로써 B형 간염 감염자는 어쨌든 줄일 수가 있었다. 하지만 C형 간염이라는 신종 바이러스가 등장하기 시작했다. 무서운 곰을 피했더니 이번에는 사자를 만난 격이다.

C형 간염 바이러스에 감염된 미국인은 추정 인원 400만 명. 그 중 수십만 명은 수혈이 원인이라고 한다.

B형 · C형 간염, 그리고 에이즈

1980년대에 엎친 데 덮친 격으로 공포의 병원체가 출현했다. 다름 아닌 에이즈(HIV)이다. 그것은 미국 군부가 극비리에 개발한 생물병기였다.

에이즈는 군부가 인체실험을 했던 교도소의 죄수들이 석방되자 동성애자들이나 마약주사기의 재사용 등으로 인해 폭발적으로 감염이 확산되었다.

"처음부터 혈액은행 측은 자신들의 혈액이 오염되었을 가능성을 좀처럼 인정하려고 하지 않았습니다. 많은 혈액은행은 에이즈 위협에 처음에는 회의적이었습니다.", "브루스 에버트는 감염증에 관해 '그것은 마치 사막에서 홀연히 나타난 사람이 우주인을 보았다고 말하는 것과 같았다. 모두가 이야기는 들어주었지만 믿지는 않았다.'고 말했다."

혈액 비즈니스에서는 에이즈 바이러스에 의한 혈액 오염을 절대로 인정할 수 없었다. 인정하는 순간, 막대한 수혈이권은 연기처럼 사라져 버리기 때문이다. 그러나 냄새가 나는 것에 뚜껑을 덮는 것도 한계가 있다. 세계 각국에서 에이즈에 오염된 혈액 스캔들이 분출되기 시작했던 것이다.

프랑스에서는 1982년부터 1985년 사이에 수혈로 인해 추정 인원 6천~8천 명이 에이즈에 감염되었다. 미국에서는 에이즈 감염자 전체의 10%는 수혈로 인한 것으로 여겨지고 있다.

수혈에 의한 비극은 개발도상국이 더 심각했다. 파키스탄의 에이즈 환자 40%는 수혈이 원인이다. 개발도상국에서는 혈액검사 시스템이 미비한 탓에 높은 감염률을 초래한 것이다.

수혈 비즈니스의 표면상의 목적과 '진정한 목적'

"의료기관의 혈액은 수송기관의 석유와 맞먹는다." (미국 펜실바니아 대학 생명윤리센터 소장, A 카프란)

즉, 오늘날의 의렵(환자사냥)비즈니스는 혈액 없이는 더 이상 성립되지 않는다. 수혈 비즈니스는 바야흐로 거대산업으로 둔갑하였다.

현재 2억 단위나 되는 혈액이 사람들의 몸에서 억지로 **빠져나가고**

있다. 그 방대한 양은 800만 명이나 되는 사람들의 혈액량에 해당한다. 표면적인 목적은 '환자들의 목숨을 구하기 위함'이다. 그러나 진정한 목적은 감염증을 만연시켜 질병이 생기게 하여 '병원과 제약회사의 수익을 돕기 위함'인 것이다.

전쟁의 목적은 '나라를 구하기 위함'이라고 한다. 그러나 진정한 목적은 '군수산업을 구하기 위함'인 것이다. 수혈과 전쟁, 둘 다 지구를 지배하는 거대자본에게 이바지한다는 점에서 공통된다. 혈액 비즈니스는 끝없이 계속된다.

GVHD보다 더 위험한 부작용

또한 수혈에는 맹점이라고 할 수 있는 중대한 부작용이 있다. 그것은 수혈과 관련된 급성폐장애(TRALI)이다. 지금은 GVHD보다 더 위험하다고 한다. 1990년대에 처음으로 보고되었는데, 환자는 수혈 직후 갑자기 발생한 면역이상으로 호흡곤란에 빠져 급사하였다.

"수혈 후 몇 시간 이내에 비심원성(非心原性)의 급격한 폐수종(肺水腫)에 의한 호흡곤란을 나타내는 중대한 수혈 부작용." 《수혈정보》 일본적십자사)

이 급성폐장애로 인해 매년 수백만 명의 사망이 확인되었다. 그러나 증세를 제대로 이해하지 못하는 의료관계자가 많기 때문에 실제 숫자는 훨씬 많을 것이라고 지적하는 전문가도 있다. 이미 미국에서는 수혈과 관련된 사망 사례 중 급성폐장애(TRALI)가 가장 많은 것으로 보고되었다(2007~2011년).

이전에 최악의 부작용 사망자를 낸 GVHD는 1998년 이후, 방사선 조사로 '근절되었다'고 여겨진다. 하지만 한 단계 더 높은 악몽이 환자를 엄습하고 있다. 이 급격한 호흡곤란 사망은 수혈액의 방사선조사로도 도저히 예방할 수 없다.

부작용 메커니즘은 아직도 밝혀지지 않았다

그리고 그 부작용 메커니즘은 아직도 밝혀지지 않았다. '뉴 사이언티스트'지는 다음과 같이 추론하고 있다.

"이런 장애를 일으키는 혈액은 주로 수혈을 여러 차례 받은 적이 있는 사람, 즉 과거에 다양한 형태로 혈액을 접한 사람으로부터 채혈한 것 같다.", "혈액은행에는 이미 에이즈 등으로 잘 알려진 질병보다 더 심각한 문제가 있다."

부작용 보고는 2004년 이후로만 집계되었다(의심되는 사례도 포함). 새로운 수혈 위협이라는 점을 알 수 있다. 보고된 사례는 309건이지만 이것도 빙산의 일각에 지나지 않는다. 그것의 약 100배, 약 3만 건이라고 추정하는 것이 타당하다고 여겨진다. 일본적십자사가 수혈용 혈액의 '의약품 첨부문서'에 중대한 부작용으로 '경고'한 것도 1998년부터이다. 그 이전의 희생자들은 어둠속에 묻혀버리게 되었다.

예로부터 환자가 급성폐장애를 일으킨다는 사례는 알려져 있었지만 그 구체적인 증상은 '수혈 후에 천명(喘鳴, 숨이 차면서 목구멍에서 가래 끓는 소리가 나는 증상), 저산소혈증, 티아노제(입술이 자주색), 폐수종(폐에 물이 고

임) 등' 이다. 게다가 치사성이 있는 중대한 부작용인 TRALI가 추가되었다.

"이러한 증상이 나타난 경우에는 즉각 수혈을 중단하고 산소 투여, 호흡 관리 등의 적절한 처치를 한다." ('첨부문서'에서 발췌)

구체적인 대증요법은 '산소요법'(인공호흡기 사용), '약물요법'(부신피질 스테로이드제. 혈관투과성항진의 개선을 위함. 단, 효과의 증명은 없다는!), '승압제'(昇壓劑. 중태로 혈압저하를 일으키고 있을 때 사용).

그러나 이러한 긴급구명조치로도 구할 수 없는 희생자가 속출하고 있다.

내 몸, 내 자식이라면 수혈에 동의할까?

더군다나 양심적인 의사들은 수혈 기준이 일관되지 않은 현실에 놀라움을 감추지 못한다.

"수혈은 엄밀하게 정의되어 있지 않은 의료행위이다.", "보편적 가이드라인의 도입은 어렵다." (가브리엘 페드로사 박사)

수혈에서 '적응증', '금기', '용량', '용법', 심지어 '사용법' 등은 일본적십자사의 '의약품 첨부문서'를 검증해 보아도 애매모호한 상태이다.

결국 수혈을 하느냐 마느냐 하는 것도, 얼마만큼 수혈하고 어느 시점에서 중단하느냐 하는 것도 그저 현장 의사의 판단(재량권)에 맡겨져 있다. 바꿔 말하자면, 멋대로 사용하고 무제한으로 주입한다는 것이다. 거기에서는 "제발 마구 수혈해 버리세요.", "돈 많이 벌게 해 주세요."

라는 흡혈 마피아의 고민을 엿볼 수 있다.

그러나 의료 현장에서 '방임적이고' '무제한' 만큼 무시무시한 일은 없다. 그 무시무시한 사태가 엄청나게 많은 수혈 희생자들의 '시체로 이루어진 산맥'을 구축해 온 것이다. 이것은 의학자들의 반성과 자책도 깊다.

"수혈은 생체조직의 이식이라서 가볍게 결정할 문제가 아니다."(에든버러 · 스코틀랜드 수혈서비스, 브라이언 마크랜드 대표)

혈액 비즈니스 현장에서도 내부 고발의 목소리가 높아지고 있다. 그가 다음과 같이 자책하는 말을 전 세계 의사들은 가슴에 새겨야 할 것이다.

― 그것이 만약 자신이나 자기 자식이라면 수혈에 동의할까? ―

수혈 붕괴를 결정짓는 논문

"수혈은 하면 할수록 사망률이 높다.", "수혈이 많을수록 예후가 악화된다.", "수혈 자체에 독성이 있다."

수혈 신화를 완전히 붕괴시키는 데이터가 있다. 그것이 《적혈구제제 사용상황 조사 총괄보고서》이다. 저자는 의사인 히루마 키요시. 그는 후생노동성의 '적혈구제제 사용에 관한 소위원회' 위원장을 역임한 인물이다.

그때까지 적혈구제제는 '급성 및 만성 실혈과 빈혈에 대해 장기에로의 산소 운반과 순환혈액량 유지를 목적으로 행해지는 지극히 유효한 치료법'이라고 간주되어 왔다. 즉, 수혈은 출혈과 빈혈 환자에 대해 헤모글로빈 산소 운반이라는 소중한 역할을 한다는 것이다.

그러나 히루마 키요시 씨는 귀를 의심할 만한 사실을 고백하였다.

"그러나 이러한 목적을 달성하기 위한 수혈에 착수할 헤모글로빈 Hb수치(수혈 트리거)와 유지해야 할 Hb수치는 반드시 정해져 있지 않은 것이 현실이다."

요컨대 **"수혈은 언제 시작해야 하느냐? 언제 중단해야 하느냐?"의 기준이 되는 수혈 개시 수치도, 종료 수치도 정해져 있지 않은 것이다.** 그런 엉터리 의료가 존재한단 말인가!

또한 히루마 키요시 씨는 캐나다의 충격적인 논문을 발견하였다.

"임상환자의 적혈구 수혈로 헤모글로빈 Hb수치를 높게 유지하면 사망률이 높다." 즉, "Hb수치를 높이면 환자는 죽는다. 수혈을 안 하는 환자는 살아난다."

수혈을 많이 하면 2배나 많이 죽는다

이 캐나다 논문은 집중치료실(ICU)에 들어간 지 72시간 이내의 환자를 대상으로 하고 있다(Hb수치 9.0g/dl미만). 그것을 A그룹 : '대량수혈 그룹' 420건과, B그룹 : '제한 수혈 그룹' 418건으로 거의 비슷한 수치로 분류.

▶ **A그룹** : '대량수혈 그룹' : 10.0g/dl로 적혈구 수혈을 하여

10.0~12.0g/dl로 약간 높게 유지하였다.

▶ B그룹 : '제한 수혈 그룹' : 7.0g/dl로 적혈구 수혈을 하여 7.0~9.0g/dl로 약간 낮게 유지하였다.

30일 동안 계속 관찰한 결과 '사망률은 A그룹 16.1%, B그룹 8.7%로 약 2배의 큰 차이가 났다' 많이 수혈할수록 2배나 많이 죽는다!

"적혈구 수혈을 많이 할수록 예후가 악화된다.", "적혈구 수혈 자체에 환자의 생명을 위협하는 독성이 있다." (히루마 키요시 논문)

'노란 피'와 헤모글로빈 가설의 붕괴

현대 의학은 "헤모글로빈을 구성하는 철분이 산소와 화합하여 산소를 말단조직까지 운반한다."고 설명해 왔다. 이것은 의학뿐만 아니라 생물학의 기본상식으로 여겨지고 있다.

1945년 제2차 세계대전이 끝난 후, 일본에서는 한 때 '노란 피'가 사회문제가 되었다. 가난 때문에 피를 파는 사람이 시중에 넘쳐났다. 그들 중의 일부는 수시로 피를 팔다가 마침내는 혈구 재생능력이 뒤따르지 못해 피가 '노랗게' 되어 버리는 경우가 속출한 것이다.

어째서 노란 피가 되었을까? 그것은 혈장 자체의 색깔이 노랗기 때문이다. 즉 혈색소(헤모글로빈 농도 Hb) 수치가 상당히 적어졌기 때문에 피가 혈장 자체의 색깔이 된 것이다.

그러나 매혈자는 산소 결핍으로 쓰러지는 일은 없다. 그러기는커녕, 피를 팔아 현금을 손에 쥐기 위해 매혈소 이곳저곳을 전전하며 피를 파는 행위를 계속하고 있었던 것이다.

여기서 적혈구 헤모글로빈(혈색소)만이 '혈중에서 산소를 운반한다.'는 의학의 정의에 중대한 의문이 발생한다. 이 사실은 '헤모글로빈만이 산소를 운반한다.'는 개념까지도 재검증해야 할 필요성을 제기하는 것이다. 그것은 헤모글로빈 가설에 지나지 않았다. 신체의 말단조직에 산소를 운반하는 기능은 혈장 등 다른 성분에도 갖춰져 있었다는 점은 더 이상 의심할 여지가 없다.

내가 잘 아는 의사에게 물은즉, "물에도 산소가 녹으므로 혈장이 산소를 운반해도 아무런 신기함도 없다."고 명쾌하게 대답했.

이렇게 현대 의학의 '수혈 신화'는 근본부터 완전히 붕괴되었다. 그뿐만 아니라 의료계 전체가 이대로 수혈을 계속해 가면 거대한 부작용 사건이 진행되어 가게 된다.

'칸톤의 개 실험'은 금시초문이라는 후생노동성

정부는 지금까지의 의혹에 대해 어떻게 해명할 것인가?

맨 먼저 수혈 감독관청인 후생노동성을 직접 공격하였다.

수혈안전성에 관해 전화로 문의해 보았다. 그런즉 "불안한 점에 관해서는 일본적십자사에 문의하시는 것이 좋을 듯하여……" (접수창구)

참으로 완곡한 책임회피이다. 전화를 이곳저곳으로 돌리며 미루기에 "책임 관청이니까 대답해 줄 의무가 있다."고 끈질기게 물고 늘어졌다. 몇 번인가 주거니 받거니 하다가 겨우 담당부서인 '혈액대책과'의

담당자와 통화할 수 있었다.

- '수혈은 위험', '안 하는 것이 좋다'라는 의견이 있다. 쇼크사와 호흡곤란, 폐장애, 간염 등 중대한 부작용이 있다. 한편, 최근 문헌에 의하면 '수혈로 치유되었다'는 것은 '수분과 전해질 보충으로 살아난 것이라고 한다. 더구나 무수혈 수술도 행해지고 있다. 수분과 링거주사액 보충으로 살아난다면 위험한 수혈과 혈액제제는 무의미하다. 후생노동성은 그것을 지도하면 된다. 후생노동성의 견해는 어떤가? '수혈은 위험'하다고 환자에 대한 동의서에도 기록되어 있다.

후생성 : 일정한 위험성은 있지요. 동의서의 '필요항목'에도 분명히 기록되어 있습니다.

- 수분과 미네랄 보충으로 혈구세포는 계속 증가한다. '칸톤의 개' 실험이 있다. 1897년에 프랑스 생리학자가 개의 혈액을 희석한 바닷물로 교체했더니 활기차고 건강해졌다.

후생성 : 그런 이야기는 들은 적이 없습니다(쓴웃음). 그런 문헌이 있다면 오히려 가르쳐 주셨으면 합니다.

- 증명된 것은 결국 수분과 미네랄로 수혈 대체가 된다는 사실이다. 문헌은 인터넷상에서 나돌고 있다. 그렇다면 수혈할 필요가 없을 터인데도 의사는 "수혈하지 않으면 죽는다."고 위협한다. 수분과 미네랄에 의한 수혈대체 연구는 후생성은 안 하는 것인가?

후생성 : 그건……안 하는데요.

수분과 미네랄 보충의 대체요법을!

― 수분과 미네랄 보충이라면 부작용은 없다. 그 후 수혈은 폐장애로 급사한다고 듣고 깜짝 놀랐다. 수분과 미네랄 보충으로 살아난다면 그렇게 하도록 장려하면 된다. 그렇다면 부작용은 전혀 없다.

후생성 : 말씀하신 대로 어느 정도 수혈에 수반되는 위험성은 있습니다. 그러나 대체요법은 장려되고 있지 않습니다(쓴웃음).

― 후생노동성이 장려하겠다니! 들은 적이 없으면 장려할 리가 없지 않는가? (웃음). 대체액 연구를 해주기 바란다.

후생성 : 만약 가능성이 있다면 대응하도록 하겠습니다.

― 수혈한 환자일수록 예후가 나쁘다는 국제적 데이터도 있다. 후생노동성은 실증실험을 하여 수분과 미네랄 보충을 대체요법으로 확산시켜야 한다.

후생성 : 그런 방향성이 있다면 꼭 연구하는 것이 좋겠습니다.

― 그때까지는 위험성이 있는 종래의 수혈을 추진한다는 말인가? 국민은 비용이 많이 들지 않고 생명이 구조되는 의료를 요구하고 있다. 그쪽을 선택하는 편이 낫다.

후생성 : 그건 그렇습니다. 과학적으로 입증된 것이라면.

― 문헌은 나돌고 있다. 그러니 알고 있으면서 하지 않으면 혈액제제 에이즈사건과 다를 바 없다. 나중에 엄청난 비난을 받게 될 것이다.

후생성 : 한번 검토해 보겠습니다.

당혹해 하면서도 성실하게 귀를 기울여 준 담당자에게 깊이 감사드린다.

결론부터 말하자면, 후생노동성은 수혈안전성에 대한 불안에 대해서는 일본적십자사로 책임을 전가하는 모습이다. 적어도 '혈액대책과' 담당자에게는 수혈과 혈액제제 대체요법과 무수혈 수술에 관한 지식은 전혀 없었다. 단, 긍정적인 검토는 약속해 주었다(듣기 좋게 입으로만 하는 서비스가 아니라면 좋겠는데……).

수혈에 대한 견해를 밝힐 입장이 아니다 (적십자사 홍보실)

일본에서의 헌혈, 혈액제제의 제조·공급의 '혈액사업'을 독점하고 있는 곳이 일본적십자사다. 말하자면 일본 국내의 혈액 비즈니스의 총본산이다. 수혈 문제를 따진다면 일본적십자사를 비켜 갈 수는 없다. 일본적십자사는 홍보담당자가 응대해 주었다.

— 수혈동의서에 사인할 것을 요구하는데, 최근에는 '수혈은 위험'하다고 한다. '수혈로 살아났다'는 것은 사실 수분과 전해질 보충으로 살아난 것이라고 한다. 그래서 '수혈은 무의미'하다는 정보가 인터넷상에서 나돌고 있다. 더욱이 수혈은 GVHD, 급성폐장애, 감염증 등, 다양한 치사적 부작용이 있다. 그렇다면 수혈하지 않고 수분과 미네랄을 보충하는 것이 훨씬 도움이 된다. 전해질 균

형액 등을 주입하면 된다는 것 아닌가? '칸톤의 개'라는 실험이 있다. 개의 혈액을 희석한 바닷물로 대체했더니 원기왕성하게 되살아났다. 그러므로 수분과 미네랄 보충으로 충분하다. 그다음은 혈구가 계속 증식한다. 수혈은 필요하지 않은 것이다. 일본적십자사의 생각은 어떤가?

일본적십사자사 : '칸톤의 개'에 대해 들었던 적이 있습니다. 그러나 일본적십자사로서는 수혈에 관해 견해를 밝힐 입장에 있지 않습니다. 저희들은 헌혈을 받아 수혈용 혈액제제를 의료기관에 공급하고 있는 유일한 기관입니다. 실제로 수혈용 혈액을 사용할 것인지 안 할 것인지 판단하는 것은 의료기관입니다. 그러므로 수혈보다 더 좋은 방법이 있다면 말씀하신 대로이죠. 수혈에는 감염증과 다른 사람의 혈액을 주입하는데 따르는 부작용도 있습니다. 가능하다면 안 하는 것이 좋겠습니다.

다른 선택이 있다면 수혈은 난센스다

― 수분과 미네랄 보충으로 끝나는 거다.

일본적십자사 : 다른 선택 사항이 있는데도 수혈이 행해지고 있다면 그것은 난센스라고 생각합니다. 단, 수혈액은 혈구를 가지고 있습니다. 이 기능은 전해질(미네랄) 등으로 보충할 수 없습니다. 그것이 한 가지 사실이라고 생각합니다. 그 혈구 기능이 필요한 경우에는 수혈하고, 없으면 안 한다고 알고 있습니다.

- 전 세계는 무수혈 쪽으로 방향을 전환하고 있다. 그 점에 관해서는?

일본적십자사 : 일본은 혈액제제(알부민제제)를 대량 남용한 시기가 있었습니다. 영양제와 같은 개념으로 투여되었지요. "적절하고 올바르게 사용해 주십시오."라는 부탁을 일본적십자사와 국가로부터 받고 적절하고 올바르게 사용하게 되었다는 경위는 있습니다.

- C형 간염을 대량으로 발생시킨 피브리노겐은 출산시의 지혈용으로 대량으로 사용되었다. 소송으로 간 적도 있다.

일본적십자사 : 그 당시의 검사 정밀도와 관련되어 있습니다. 일괄적으로는 말할 수 없습니다. 검사하여 밝혀졌다면 당연히 사용하지 않습니다. 위험하다고 밝혀진 것을 수혈에 사용하는 일은 현실적으로는 없습니다.

- '수혈 가이드라인'은 환자도 볼 수 있는가?

일본적십자사 : 인터넷으로 열람할 수 있습니다. 입력 키워드는 '수혈요법 실시에 관한 지침'(2005년 9월, 개정판)입니다. 서두에 '수혈요법 개념'이라는 해설이 있으며, 그것이 말씀드린 내용입니다.

돈벌이가 되니까 수혈을 하고 있다?

- '칸톤의 개'는 재미있다. 그러나 수혈 대신 수분과 미네랄 보충을

하게 되면 일본적십자사는 돈벌이가 안 될 것이다. 하지만 희생자와 부작용이 줄어들고 국민이 행복해지는 것이라면 그렇게 하는 것이 좋지 않을까?

일본적십자사 : 그렇습니다만, 수혈은 사용할 필요가 있기 때문에 사용하고 있습니다. 불필요하다면 사용하지 않는다는 것이 대전제입니다.

- 의사선생님은 '돈벌이가 되니까' 사용하고 있다는 말인가?

일본적십자사 : 말씀드릴 입장이 아닙니다. 수요가 있기 때문에 공급하고 있습니다. 수요가 없어지면 공급하지 않겠죠. 야마나카 교수의 iPS세포 등의 연구로 혈액을 만들 수 있게 되면 저희들이 굳이 헌혈을 부탁할 일도 없어지지요.

- '칸톤의 개' 실험과 같은 수혈을 대체하는 연구는 안 하는가?

일본적십자사 : iPS세포와 관련된 연구는 일본적십자사가 일부 하고 있습니다.

- '칸톤의 개'가 되살아난 것은 '음식(영양소)'은 '피'가 되고 '살'이 된다는 것이다. 반대로 혈구세포가 없어지면 체세포가 적혈구로 되돌아간다는 것은 치시마 학설에서 주장하고 있다. 그렇다면 수분과 미네랄만 보충하면 그 후에는 체세포가 혈구세포로 되돌아간다. 따라서 수혈할 필요는 없다. 어린아이도 이해할 수 있는 이야기다. iPS세포도 그 이론의 흐름이다. 지금까지의 학문을 근본부터 뒤엎는 학설이라 일본적십자사로서는 받아들일 수 없다는 말인가?

일본적십자사 : 치시마 열도의 치시마라는 말씀인가요? 처음 듣는 말인데요. 현재 상황으로는 필요하다고 여겨지는 것(혈액)을 제공하는 것뿐입니다. 저희들은 영리로 하고 있는 것이 아니라서요…….

혈액공급자 역할을 하는 일본적십자사는 '사용한다' '사용하지 않는다'를 판단할 입장이 아니며, 그것은 현장 의사의 판단이라고 한다. 감독관청도 혈액사업주도 결국은 책임을 회피한다. 그만큼 수혈의 정당성이 흔들리고 있는 것이다.

일본적십자사의 명예총재 '미치코 여사'

– 일본적십자사는 주식회사가 아닌가?

일본적십자사 : 아닙니다. 설명 드리기가 대단히 어려운 특수법인입니다. 사단법인도 재단법인도 아닙니다. 적십자사는 세계 각국에 있는데 '1개국 1개사'라는 원칙이 있습니다. 일본에는 '일본적십자법'이라는 법률이 있습니다. 그 법에 근거를 두고 있습니다. 혈액사업에 관해서는 "사람의 생명을 보호한다."는 입장에서 병원 등과 마찬가지로 후생노동성 관할로 되었습니다.

– (천황의 부인)미치코 여사가 총재라고 하던데?

일본적십자사 : 명예총재입니다. 가장 위대한 역할과 직무는 황후 폐하입니다. 그 아래에 총재는 없고 사장이 있습니다. CEO라

는 뉘앙스죠. 일반 주식회사 등과는 조직이 다릅니다. 운영은 임원회의가 아니라 일본 전국에 있는 이사들이 모여서 최종적으로 의결합니다.

– 이사(理事)는 누가 뽑는가?

일본적십자사 : 일본적십자사는 1년에 500엔 이상 기부금을 납부한 사람을 '사원'이라고 부릅니다. 그 사원 중에서 선발된 사람이 이사가 되지요. 기부한 사람들은 개인도 있고 법인도 있습니다.

– 지역자치회에서 회비를 거두는 항목에 '일본적십자사 기부금'이 있는데, 그것인가?

일본적십자사 : 그러한 기부금을 받아서 대지진 때처럼 구호활동도 하고 있습니다. 그 외에도 재해대책 기부금을 받기도 합니다. 단, 적십자사는 전 세계적으로 동일하지 않습니다. 또한 국제적십자사의 관할도 아닙니다.

적십자사는 스위스의 '앙리 뒤낭'이 창설

– 적십자사란 언제 생긴 것인가?

일본적십자사 : 1877년, 서남전쟁(일본 구마모토현·미야기현·오이타현·가고시마현에서 발생한 무력 반란) 때 일본적십자사의 기초를 만든 박애사(博愛社)가 그 뿌리입니다.

– 나이팅게일 정신이다!

일본적십자사 : 그보다 조금 앞서 1859년 이탈리아 통일전쟁에서

스위스 사람 앙리 뒤낭이 "적군·아군 구별하지 않고 돕는다."는 정신으로 활동했습니다. 동일한 사상이죠. 그가 국제적십자사 창설자입니다. 1864년에 국제적십자사 조직이 탄생했지요. 일본적십자사는 혈액사업도 하고 있지만, 전 세계적으로 적십자사가 그런 일까지 하는 곳은 별로 없습니다. 혈액공급 사업은 20여개 국가의 적십자사가 하고 있습니다. 헌혈된 피를 수집하고 혈액제제를 제조하여 공급하는 사업입니다. 일부는 일본적십자사 이외의 제약회사가 제조하고 있습니다. 그러나 수혈용 혈액의 대부분은 일본적십자사가 공급합니다. 수혈에는 혈액제제도 포함됩니다.

적십자사의 '의료 노예'를 만드는 함정

홍보담당자는 담담하게 해명하고 있다. 그러나 일본적십자사 본체의 모습은 악마적이다.

일본적십자사는 "헌혈, 수혈이야말로 사람들을 구하고 있다."고 대중을 속이면서 의료산업에서 폭리를 취하기 위해 '의료노예'를 지속적으로 만들어 왔다. 수혈은 사람을 '의료 노예'로 만들기 위해 조직된 생물병기제(生物兵器劑) 함정이었다. 다른 사람의 혈액은, 받아들인 사람에게는 대단한 이물질이고 독물이며, 몸에 부담을 주고 질병을 만들어낸다. 의약품의 진정한 정체가 '질병을 만들어내는' 발병제인 것과 마찬가지로 수혈에서도 속고 있는 것이다.

일본적십자사의 보이지 않는 내면의 얼굴은 분명히 악의 얼굴이다.

그러나 표면상으로는 사랑에 가득 찬 얼굴……. 그 현격한 차이에 현기증을 느낄 것이다.

  다른 사람의 혈액을 대량으로 주입하면 다장기부전을 일으켜 그 독성으로 빠르면 1시간에서 며칠 이내로 사망하는 일이 많이 발생하고 있다. 그럼에도 불구하고 그러한 부작용 대부분이 질병과 사고에 의한 죽음으로 위장되어 처리되고 있다. 그 사실을 일반 대중이 알았을 때, 일본적십자사는 천문학적인 손해배상으로 인해 붕괴된다.

  "적십자사는 자신의 정체와 의도를 위장하기 위해 지구상의 어느 단체, 어느 업계보다 숭고하고 아름답고 인도적인 단체라는 점을 사람들에게 확신시켜 둘 필요가 있었던 것입니다. 그 때문에 적십자사는 헌혈운동에 막대한 비용을 투입하여 '사람을 구하는 것은 사람이다.'라는 등의 숭고함을 연출하고 있습니다. 실태는 '사람을 죽이는 것은 사람이다.'입니다. 그것은 어쩌면 화장실의 악취가 심하면 심할수록 보다 강력한 방향제로 악취를 얼버무리는 것과 마찬가지입니다." (토쿠가와 히데아키 씨)

  당신의 마음속에서 또 하나의 '신화'가 붕괴된 것은 아닐까?

PART 10

국제적십자사와
일본적십자사의 흑막

우츠미 사토루(내과 의사)

"

혈액 자체가 커다란 이권 비즈니스가 되었고
일본적십자사가 그것을 회사로서 떠맡고 있으며,
천황 집안이 그 조직의 CEO라는 것 자체가 하나의 금기사항이 되었다는 점이다.

"

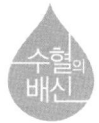

붉은 방패와 붉은 십자가

이제까지의 내용을 종합적으로 정리하자면 수혈에 관한 의료는 도저히 의료라고 할 수 없는, 이권과 질병 악화를 목적으로 한 '의렵(환자 사냥) 비즈니스'라고 단정하지 않을 수 없다.

그러면 왜 이와 같은 흡혈 비즈니스가 만연하는 것일까? 그 근본적인 원인에 대해 당연히 추적조사를 해야 할 것이다.

그것은 즉 국제적십자사의 흑막, 일본적십자사의 흑막, 그리고 로스차일드 집안으로 통하는 붉은 방패와 붉은 십자가에 관한 흑막이다. 이것을 밝혀내지 않고 혈액과 관련된 흑막을 밝혀낼 수는 없다.

이 흑막에는 전 세계의 왕후 귀족과 일본의 천황 집안도 관련되어 있다. 그 점을 어떻게 생각하는가는 독자들 각자의 생각에 맡기고 싶다.

국제적십자사 시스템

국제적십자사의 시스템은 전쟁터에서 부상병을 구하기 위해 설립된 것으로 되어 있지만, 분명하게 말하자면 이것은 표면상의 방침이다. 적십자사는 수혈만이 아니라 의료와 전쟁에 얽힌 다양한 범죄의 온상이 되었는데도 일반인들은 아는 것이 전혀 없다. 그것을 은폐하기 위해 적십자사는 자신의 범죄를 숭고하게 보이도록 덧칠하는 활동을 반복해 왔다. 표면상으로는 '인도적인 지원'으로 위장할 필요가 있었던 것이다.

수혈이 원인이 되어 발생하는 여러 가지 감염증도 적십자사와 그 배후에서 조종하는 록펠러와 로스차일드로 대표되는 우생학자들의 계산 속에 있었다. '그들'의 수법으로서는 자선사업 속에 악을 끼워 넣는 방법이 있는데, 수혈과 헌혈의 관계가 바로 그것이다.

헌혈·수혈은 '의렵 산업'에서 탁월한 인구삭감 방법이며, '그들'의 욕망을 채우기 위한 게임이라고 할 수도 있다. 이 책을 읽기 전까지 독자 여러분은 적십자사가 그런 조직이라고 생각해본 적이 없었을 것이다.

그럼 여기서는 앞서 후나세 씨가 언급한 점과 중복되지 않는 형태로, 적십자사란 도대체 어떤 조직인가 하는 점을 검토해 보고자 한다.

표면상으로는 고상한 인도주의적 단체

스위스의 실업가 앙리 뒤낭은 '① 인도, ② 중립, ③ 공평, ④ 독립,

⑤ 봉사, ⑥ 단일, ⑦ 보편'이라는 원칙을 내세우면서 국제적십자사를 창설하였다.

국제적십자사는 "국내외를 불문하고 전쟁이나 대규모 사고와 재해가 발생했을 때, 적군·아군을 구별하지 않는 중립기관으로서 인도적 지원을 한다."('위키피디아 백과사전')로 정의되어 있는, 전 세계의 많은 나라에 존재하는 인도적인 활동단체이며, 조직적으로는 제네바 조약과 그것에 기초한 국내법에 의해 특수한 법인으로서의 권한을 부여받은 단체이다.

참고적으로 말하자면, 적십자사 마크가 십자군을 연상시킨다는 이유로 이슬람권 국가들에서는 십자가 대신 초승달을 마크로 하여 '적신월사(赤新月社)'라고 하며, 2011년 시점으로 52개국에 적십자사가, 34개국에 '적신월사'가 존재한다.

더군다나 종군간호사로서 현대 간호를 확립한 나이팅게일을 기념하여 창설된 훈장인 플로렌스 나이팅게일 기장은 적십자사 이름으로 수여된다.

헌혈은 거국적인 비즈니스임

일본적십자사의 전신은 서남전쟁 때 구마모토에 설립된 '박애사'로 되어 있다. 이 박애사는 1886년에 제네바조약에 조인한 정부 방침에 따라 일본적십자사로 개칭하였다.

박애라는 말에서 소위 '프리메이슨'과의 관련이 연상되지만, 음모론에 관해서는 《99%의 사람들이 모르는 세계의 비밀》이라는 책에서 상세히 알 수 있으므로 흥미가 있는 독자들은 읽어보기 바란다.

그리고 일본적십자사는 1952년에 '일본적십자법'이라는 법률로 설립된, 즉 일본 정부가 인가한 법인이 되었다. 그 주요 업무는 헌혈 추진과 수혈·혈액제제의 제조·공급이다. 갑자기 사랑의 인도주의적인 조직에서 피비린내가 나기 시작한다. 이를테면 'Love in Action!'이라는 활동을 전개하고 있다. 그것은 '헌혈은 사랑의 액션'이라는 뜻이다. (일본 국민에게) 잘 알려진 '20세 헌혈 캠페인'도 그것의 일환이다.

헌혈 모집은 정부, 지방자치단체, 일본적십자사가 삼위일체로 진행한다. 즉 헌혈은 거국적인 대사업으로서, 적십자사 홈페이지에서는 이렇게 호소하고 있다.

"수혈용 혈액은 1년 내내 안정적으로 확보하는 것이 중요합니다. 금년은 헌혈용 캐릭터인 '헌혈짱'을 헌혈하는 곳마다 배치하여 '헌혈짱'(일종의 사람 모양의 인형)의 친근한 이미지로, '헌혈로 이어지는 생명, 감사합니다.'의 캠페인 메시지를 보냅니다."

황실과 유착관계에 있는 조직

일본적십자사의 '사업내용'은 '일본적십자법에 근거한 병원시설 등의 운영, 재해 구호 활동 등으로, 근무인원 5만 9042명의 대가족이다(2010년 4월 16일 현재).

"명예총재는 황후, 명예부총재로는 대의원회의 의결에 의해 각 황족이 취임했다." 대표자인 사장은 코노에 타다테루 씨로 되어 있다.

이처럼 황실과 표리일체가 된 민간조직은 달리 없다. 황족이 조직의 장을 차지하는 이유가 어디에 있단 말인가?

황실은 예로부터 적십자사 활동에 적극적이었다. 일본에서도 메이지 천황의 황후가 적극적으로 활동에 참여하였다. 제2차 세계대전 전의 일본적십자사의 관할 관청은 궁내성이었지만, 전쟁이 끝난 후인 1952년에 일본적십자사는 재발족하였다. 일본적십자사 자체는 인가된 법인으로, 순수한 민간기업이 아니다. 현재 일본적십자사는 후생노동성의 관할 하에 있지만, 미치코 황후가 명예총재이며 황태자인 히루노미야가 명예부총재이다.

일본적십자사의 대표인 코노에 타다테루 씨는 2009년 아시아인으로서는 최초로 국제적십자사·적신월사 연맹회장으로 선출되었다. 그의 형은 과거에 총리를 역임한 호소카와 모리히로 씨이다.

일본 흡혈 비즈니스의 총본산 일본적십자사

일본에서의 헌혈, 혈액제제의 제조·공급에 관한 '혈액사업'을 독점하고 있는 곳이 일본적십자사이다. 말하자면 국내 흡혈 비즈니스의 총본산, 수혈 문제를 따진다면 일본적십자사를 비켜갈 수는 없다.

앞서 언급한 것처럼 애당초 일본적십자사는 주식회사가 아니다. 적십자사는 세계 각국에 '1개국 1개사'라는 원칙에 따라 존재하며, 일본에서는 '일본적십자법'이라는 법률에 의해 설립되었다. 혈액사업에 관해서는 '사람의 생명을 보호한다.'는 입장에서 병원 등과 마찬가지로 후생노동성의 관할이 되었다.

조직상의 명예총재인 미치코 황후 다음으로 총재는 없으며, 사장이 존재하는 시스템으로 되어 있다. 운영은 임원회가 아니라 일본 전국에 있는 이사들이 모여 최종 의결을 한다. 일본적십자사는 1년에 500엔 이상의 기부금을 납부한 사람을 '사원'이라고 한다. 그 사원 중에서 선출된 사람이 이사가 되며, 그 권한을 가진다.

참고로 말하자면 일본적십자사는 혈액사업을 주된 업무로 하고 있지만, 전 세계의 모든 적십자사가 혈액사업까지 하고 있는 것은 아니다. 혈액공급 사업을 하고 있는 곳은 20여개 나라의 적십자라고 한다.

그러나, 이 책을 읽은 독자들은 이해할지도 모르겠지만, 사랑이라는 단어를 사용하고 있는데도 그 사랑은 이미 일그러진 형태가 되었다. 그리고 그것을 눈치 채지 못하게 하는 점에 적십자의 진면목이 있다.

일본적십자사와 천황 집안과의 관계

일본적십자사와 천황 집안과의 관계에 관해 저술한 책의 하나로, 요시다 유지가 쓴 《천황 재벌−황실에 의한 경제지배 구조》(학연 퍼블릭 발행)라는 책이 있다. 그 책에서 조금 인용해 보겠다.

> 일본적십자사 홈페이지에 의하면 2008년도의 결산보고에서는 1조 엔을 초과하는 규모이며, 그중 혈액사업이 1,500억 엔, 의료시설 사업이

8,000억 엔을 차지하고 있다. 외견상으로는 선의로 뭉쳐진 단체이지만 내부의 불투명성을 지적하고 있는 책도 있다. 마츠쿠라 테츠키 씨가 저술한 《현대의 성역, 일본적십자사(봉사자의 선의를 배신하는 허상과 실상)》라는 책에 의하면, 일본적십자사는 비과세임에도 불구하고 진료수가가 일반 개업의와 동등하며, 일반 국민들이 헌혈한 혈액을 제약회사에 팔기도 하고 치료용 혈액을 '재고조정' 때문에 폐기처분하는 등의 불상사로 인해 고발당했다.

일본적십자사는 혈액제제라는 지극히 유해한 것을 상품으로 취급하는 것에 더해 이와 같은 시스템상의 특권까지 누리고 있다는 것에서 그 흑막의 일부를 엿볼 수 있다.

'현인신(사람의 모습으로 이 세상에 나타난 신)'이라는 천황 이데올로기에서 해방된 오늘날의 일본 사람들은, 1945년 이후에는 천황을 평화를 사랑하는 '상징'으로서의 입헌군주로 간주하고 있다. 이것이 오늘날의 일반적인 천황에 대한 이해이다. 그러나 사실은 그 어느 쪽도 아니다. 천황은 일본을 대표하는 복수의 국책기업의 대주주이고 주인이며, 그중에서도 특히 일본은행의 과반수를 초과하는 주식을 가진 대자본가였다. 그 책에서는 이 점을 밝힌다. 또한 이 천황재벌이라는 틀을 활용하여야만 1950년대 이전의 일본이라는 국가의 행동을 이해할 수 있게 된다. 요컨대 1868년의 메이지 천황 즉위부터 1989년 1월 7일 쇼와 천황의 사망까지의 일본의 현대사는 천황재벌의 흥망성쇠를 말해 주고 있다.

일본의 외국에 대한 침략이란 천황재벌의 대외 경영전략이며, 패전은 그 파국적인 종말인 것이다. (같은 책)

그 책에서는 천황의 경영이라는 개념에만 시종일관하고 있는데, 그것이 천황주의에 의한 것인지, 천황이 이용당하고 있는 것에 불과한 것인지는 나로서는 판단할 수 없다. 이 책 제1장에서 후나세 씨가 지적하고 있듯이 천황의 사망원인이 수혈이었다고 한다면 후자의 가능성이 높아지게 되는 것이지만…….

다만 분명한 것은, 이제까지 언급해 왔듯이 **혈액 자체가 커다란 이권 비즈니스가 되었고 일본적십자사가 그것을 회사로서 떠맡고 있으며, 천황 집안이 그 조직의 CEO라는 것 자체가 하나의 금기사항이 되었다는 점이다.**

미츠비시 그룹과 미츠이 그룹은 재벌 가족이 지주회사의 주식을 소유하고 있지만, 천황 집안은 지주회사와 동등한 기능을 가진 궁내성을 지배하고 있는 것이다. 굳이 말하자면 궁내성은 '황실을 위해서라면 무엇이든지 했다'는 것이며, 그것은 황실의 재산 및 산림 관리와 투자, 대기업의 주식 관리 및 운용, 배당금 취급 등이다. 궁내성은 1945년 이후 궁내청으로 명칭이 변경되었지만 수행하는 업무내용은 그대로 계승되었다.

재무성 및 외무성 등의 화려한 건물과는 달리, 그 고색창연한 건물은 사실상 황궁 안에 있다. 한두 번 용무가 있어서 방문한 적이 있지만, 사카시타몬에서 황궁 경찰의 체크를 받지 않으면 들어갈 수가 없다. '

폐하를 모시고 있어서……'라는 논리겠지만, 사실은 천황 집안의 재산 관리를 담당하고 있기 때문에 엄중한 비밀을 위해 황궁 내에 두게 되었다고 보는 것이 좋겠다. (같은 책)

궁내청과 천황 집안과의 복잡한 관계에 관한 진실은 일개 시민인 나로서는 알 바 아니지만, 이 문제를 일본적십자사와 궁내청의 유착이라는 시선으로 재검토해 보는 것은 어쩌면 중요할 수도 있다.

전쟁과 비즈니스를 위한 적십자사

《일본의 가장 수치스러운 날》이라는 책에서도 적십자사와 천황 집안에 관한 점이 언급되어 있다. 적십자사에 관해서는 이러한 견해도 가능하다는 한 사례로서 흥미진진한 기술이다. 이 부분도 인용해 보겠다.

> 적십자사는 전쟁비즈니스(군산복합체 비즈니스)를 원활하게 오래 지속하기 위해 만들어진 것이다. 제2차 세계대전 중, 미국은 일본으로 석유 수출을 금했지만 적십자사 선박은 이 금수조치를 빠져나가는 수단이 되었다. 적십자사의 선박은 국제조약으로 공격할 수 없게 되어 있기 때문에 그 점을 이용하여 석유와 중요물자(텅스텐, 4염화메틸 등)를 일본으로 수송하였다. 그뿐만 아니라 아시아 각국에서 일본군이 약탈한 금, 은, 백금과 보석 종류도 적십자사 선박을 이용하여 일본으로 운송되었다. 그것

들은 금화로 바뀌어 현지에서 물자를 구입하는 대금의 지불에 이용되었다. 그리고 여분의 금화는 재벌과 천황 집안의 스위스 비밀 은행계좌에 입금되었다. 전쟁이 길어질수록 천황 일족과 천황 일족을 후원한 재벌들의 자산은 증식되어 갔던 것이다.

2001년 8월13일, 교도통신사는 스위스 정부와 스위스 적십자국제위원회(ICRC)가 1945년 8월, 제2차 세계대전이 끝나기 바로 직전에 작성한 공문서를 보도하였다. 그 내용을 간결하게 정리하면 다음과 같다.

제2차 세계대전이 끝나기 바로 직전인 1945년 8월, 쇼와 천황은 황후 이름으로 1,000만 스위스 프랑(당시와 현재의 스위스 프랑의 구매력을 단순하게 비교하여도 약 33억 엔에 해당)의 거액을 기부한다고 스위스의 적십자국제위원회(ICRC)에 제시하였다. 이에 대해 연합국 대일정책 결정기관의 극동위원회가 이 기부 신청을 받아들이지 말라고 적십자에 통보하였다. 그러나 적십자사는 극동위원회의 제안을 거절하고 1949년 5월에 비밀리에 송금을 받았다. 이 기부는 요코하마 쇼킨은행이 스위스 국립은행에 보유하고 있던 '일본 비밀구좌'로 불리는 '특별계좌'에서 인출되었다. 황실은 스위스의 국립은행에 비밀구좌를 가지고 있었고 현재도 가지고 있다. 어째서 천황이 자신의 이름이 아니라 황후의 이름으로 요코하마 쇼킨은행에서 스위스로 송금했는지는 알 수 없다.

이처럼 천황 집안과 적십자사와의 관계를 폭로한 저서와 정보는 많이 있다.

천황도 '혈족'의 하나이고 적십자사에 맡겨진 역할을 살펴볼 때, 일본적십자사의 CEO가 천황 집안이라는 점은 우연이 아닐 수도 있다. 그렇다면 적십자사의 수법에 관해 수혈과는 다른 관점에서 조금 더 검토해 보고자 한다.

적십자사의 교묘한 수법

적십자사 수법의 대표적인 것은 '헌혈 PR'이다. 이미 살펴보았듯이 헌혈이 어느 만큼이나 자선을 가장해가면서 사람들을 파국으로 몰아갔는지는 이해했을 것이다.

그러나 적십자사의 수법은 그뿐만이 아니다. 이를테면 독자들도 잘 아는 '붉은 깃털 모금'이 있다. 일본적십자사와 그 산하의 이권단체는 자신들의 자금을 마련하기 위해 기부금을 모으고 있는 것이다. 다른 말로 표현하자면, 자선행위를 표면상의 핑계 수단으로 내세우고 있는 것은 조직폭력배가 자선행위를 하는 척하면서 돈을 회수하고 있는 수법과 비슷하다고 할 수 있다.

'모금 운동은 훌륭한 일이다'라는 PR을 매일 접하게 되다 보니, 이를테면 자연재해 등이 발생했을 때 기부하는 것은 당연하며, 기부하지 않으면 마치 그 나라 국민이 아닌 것처럼 느껴지는 풍조가 생겨났다. 2011년 3월 9일에 발생한 진도 9.0의 동일본대지진 때도 일본적십자사와 유네스코 등의 기부는 적극적으로 선전되곤 하였다. 게다가 일본 적십자사는 황족을 광고탑으로 내세우므로 대부분의 일본인들에게는 그것을 거절한다는 것이 쉬운 일이 아니다.

원래 제2차 세계대전 후에 연합국 총사령부의 방침에 따라 반상회가 금지되었지만, 일본적십자사의 지방조직인 일본적십자사 봉사단을 기반으로 하여 반상회가 각 지방에서 부활되었다. 그 여파로 반상회비의 일부를 일본적십자사에 납부하는 관습도 생기게 되었다고 한다. 일본적십자사에 기부한 사람은 2002년 시점에서 1,724만 명이라고 추정되는데, 이것은 일본 국민의 약 15%에 해당한다.

적십자사 회비와 헌혈 비즈니스라는 두 수레바퀴에 의해 일본적십자사는 급격히 비대화된 역사를 가지고 있다.

수혈 부작용을 이용해 돈벌이를 함

이를테면 1960년대는 수혈을 받은 사람의 50% 이상이 간염에 걸렸는데, 그 사람들은 현재 간경변 등으로 고통을 당하며 계속해서 의료 마피아의 호주머니를 채워주는 노예가 되어 있다. 그리고 이와 같은 감염증은 필요한 수혈에 따르는 어쩔 수 없는 부작용이라는 교묘한 거짓말을 각인시킴으로써 사람들을 계속 속여 왔다.

그러나 이 책에서 밝혀 왔듯이, 예로부터 수혈의 위험성은 많이 지적되어 왔지만 모두 무시당하거나 억압당해 왔다. 그리고 그것을 중추적으로 행해온 곳이 적십자사이다.

실제로 수혈이 일으킨 간염 피해자들에게는 인터페론 계통의 항바이러스 약이 사용되는 수가 많지만, 적십자사는 수혈로 돈벌이를 하고 제약회사는 그 피해로 생긴 질병과 약으로 돈벌이를 한다……. 적십자사도 제약회사도 록펠러와 로스차일드로 대표되는 금융자본의 지배를 받고 있다. 이렇게 수혈 부작용을 이용해 그들은 수익구조와 지배구조를 조성해 온 것이다.

만약에 정말로 악마가 존재한다면 그것은 세상에서 흔히 말하는 불길한 예감이 드는 모습을 하고 있는 것이 아니라 숭고하고 아름다운 자태를 하고 있을 것이다. 그것이 바로 악마의 지혜이기 때문이다.

국제적십자사와 일본적십자사의 진정한 정체와 목적

다시 말하자면, 화학병기제와 생물병기제로 가장 많은 사람을 대량으로 죽이고 있는 곳은 세계에서 가장 많은 병원을 소유하고 있는 적십자병원이라는 표현도 가능하다.

그곳에 근무하고 있는 사람들은 자신들이 살인에 가담하고 있다든가 살인조직의 일원이라는 점 따위는 결코 인정하지 않을 것이다. 철저하게 자기 정당화를 반복하겠지만, 그 정도로 적십자사에 의한 거짓 세뇌는 깊고 심각하다는 것을 의미할 뿐이다.

이와 같은 역사를 돌이켜보면 적십자사와 일본적십자사의 진정한 정체와 목적은 다음과 같이 표현할 수 있다.

① 전쟁 비즈니스로서의 죽음의 상인(그 위장공작을 위해 인도적 지원을 과잉으로 연출)
② 인구삭감을 위한 적십자병원이라는 위장 도살장 경영 및 수탈행위
③ 혈액, 의약품을 위장한 병원체를 제조하여 마구 살포하며 '의렵토양개척'(醫獵土壤開拓 = 환자사냥토양개척)을 한다.

이러한 점들을 종합적으로 고려하면 일본적십자사에 기부를 하거나 헌혈을 한다는 것은 그 살인에 가담하고 있는 것과 같은 행위이다. 그러나 사람들의 유리알처럼 맑고 깨끗한 자존심은 그것을 인정하지 못한다. 왜냐하면 자신이 올바르다는 것을 굳게 믿고 싶기 때문이다.

실제로 2011년 3월 9일, 진도 9.0의 동일본대지진 때도 일본적십자사를 둘러싸고 기부금의 사용방법에 관한 비판이 인터넷상을 뜨겁게 달구었다. 그 기부금이 적절히 사용되지 않았다는 것은 이미 상식적인 이야기이다. 사람들은 일본적십자사에 기부해서는 안 된다는 것이다.

이를테면 2011년 6월9일 발매된 '슈칸신쵸'에는 동일본대지진의 의연금 2,500억 엔을 초과하는 금액 중 30% 정도만 재해지역으로 배부되었다는 한심한 실태가 폭로되었다. 이런 행위는 빙산의 일각에 지나지 않을 것이다.

또 이것은 내 친구의 이야기지만, 일본적십자사와 관련된 전직 간호사가 "일본적십자사에게만은 기부하지 않겠다."고 밝히고 있다. 1995년 1월 17일에 발생한 고베 지진 때의 기부금이 대부분 현지에 있는 의료종사자를 위해 사용되었다는 것은 이미 누구나 다 아는 상

식적인 이야기이기 때문이다. 심지어 일본적십자사는 일본이라는 나라 안의 한 기업에 불과하다. 전 세계에는 국제적십자사라는 거대한 단체가 있으며, 그 역사도 좋지 않은 전력이 있었기에 되짚어보지 않으면 안 된다.

국제적십자사의 흑막

국제적십자사의 발상지는 스위스의 제네바이며, 그 시조인 앙리 뒤낭은 1901년에 이 공적을 인정받아 제1회 노벨 평화상을 수상하였다.

원래 노벨상이라는 것은 인류에게 기여하는 자에게 주어지는 상이 아니다. 이 상은 서구인들을 위한 것이다. 좀 더 상세하게 말하자면, 지배자로서 막대한 부를 거머쥔 글로벌리스트(세계적 관여주의자)들의 이권에 기여하는 자에게 주어지는 상이다.

'인도주의, 공평, 중립, 독립, 봉사, 단일, 보편 지향'이라는 7대 원칙이 적십자사의 심벌이지만, 이토록 기만적인 심벌을 내세운 조직도 없을 것이다. 그 기만은 노벨상 가운데서도 엿볼 수 있는데, 그 기만의 대표적인 것이 바로 미국 오바마 대통령의 노벨상 수상이라고도 할 수 있다.

참고로 말하자면 스위스의 국기는 적색 바탕에 백색의 십자가이다. 스위스는 영세중립국이어서 수많은 국제기구의 본부가 있으며, 돈세탁의 본거지가 되는 경우도 많다. 세계를 좌지우지하는 '혈족'들은 스위스를 본거지로 하고 있다. 그래서 영세중립국이라고도 할 수 있겠다.

세계금융을 움직이고 있는 유명한 '혈족'이 로스차일드 집안이며, 그들은 음모론적인 이야기의 중심에 있는 일족이다. 로스차일드 집안의 문장은 '붉은 방패'이다. 이것도 적십자기나 스위스 국기와 닮은 점이 대단히 많다. 모든 것이 관련되어 있다고 생각하지 않으면 안 된다.

원래 오래된 비밀결사단으로 알려진 성전기사단 등도 붉은 십자가를 문장으로 사용하였으며 영국을 비롯한 몇몇 나라의 국기도 그것을 모티브로 하고 있지만, 왜 이처럼 많은 조직에 '피의 십자가'가 모티브가 되었는지를 이 책의 내용과 결부시켜 고려해 보고자 한다.

세계를 지배하고 있는 '혈족'들은 피를 선호하고 살아있는 희생제물을 좋아하며, 또한 우생학을 선호한다. 그들의 이런 공통성이야 말로 '피의 십자가'를 심벌마크로 하고 있는 조직이 어째서 이토록 전 세계에 확산되어 있는가라는 의문에 대한 답이 될 것이다. 세계는 이미 위선의 가면을 쓴 악마가 세계 도처에서 지배구조를 형성하고 있음을 깨달아야 한다.

혈액제제와 '공멸하는 시스템, 렌더링 플랜트'의 공통점

음모론적인 이야기를 써 내려가다 보면 적십자사 이야기는 카니발리즘(식인주의)과 관련되며, 사람의 피를 마신다는 악마숭배(사탄주의)로 연결되어 간다.

'혈족'과 귀족으로 불리는 사람들은 인간, 그중에서도 갓난아기와 여성을 살아있는 제물로 바쳐 그 피를 마신다고 여겨져 왔다. 우생학적으로 말하자면 우리 일반 서민들은 한낱 음식물에 불과하다는 것이다. 또한 '그들'은 유전자와 자손 번영 차원에서는 결코 서민들의 유전자를 받지 않는다(즉, '그들'끼리만 결혼하여 자녀를 낳는다).

이와 같은 '그들'의 문화를 구체적인 의료 방법으로 구현한 것이 수혈이며, 헌혈과 수혈을 통제하고 지배하기 위해 '그들'이 준비한 조직이 적십자사이다. 음모론적으로 생각하자면, 악마숭배적인 '혈족' 문화를 다른 모든 인간들에게 강요하기 위해 문명화된 이 사회에서 날조와 사기를 반복해 왔다고 할 수 있을 것이다. 인간에 대해 수혈을 한다는 것은 렌더링 플랜트(rendering plant)에서 소끼리 서로 잡아먹게 하고 있는 것과 마찬가지로, 우리들을 대하는 방법이 소와 다를 바 없다는 것이다.

'혈족'들은 사람의 피를 들이키고 수혈을 하도록 권장하며, 살아있는 희생제물을 만들어 간다. 그 대표 격이 로스차일드 일족이다. 로스차일드 집안은 록펠러 집안에 자금을 지원하여 그 지배체제를 확고히 해 왔다. 그리고 록펠러 집안이야말로 석유이권을 좌지우지하는 일족이며, 수많은 의약품이 석유로 정제한 물질로 이루어져있다. 그 유명한 록펠러 연구소는 그렇게 하여 의학을 지배하기 위해 만들어진 단체이다.

수혈에 관한 록펠러 연구소의 '공적'에 관해 언급할 때, 혈액형을 발견한 란트슈타이너(1868~1943년)를 빼놓을 수 없다.

록펠러 연구소는 란트슈타이너에 의한 혈액형 발견을 계기로, 수혈은 안전하다는 교묘한 거짓말을 심어주고 수혈을 권장하기 위해 란트슈타이너의 공적을 칭송하였다. 그런 연유 때문에 란트슈타이너 역시 수혈이 일반인들에게 확산되던 초창기인 1930년에 노벨상을 수상하였다. 오스트리아의 수도 빈에서 유대인으로 태어난 란트슈타이너는 그 후 미국 시민이 되었고, 인생의 말년을 뉴욕에서 보냈다.

참고로 말하자면, 그는 1997년부터 2002년의 유로화 유통개시까지 사용되었던 1,000 오스트리아 실링 지폐의 초상화 주인공으로 등장했었다.

혈액 비지니스 세계의 구조는 어떤 것인가?

'칸톤의 개'에서 후나세 씨가 언급한 대로 르네 칸톤이 해수요법을 제창했지만, 이것은 혈액이권을 송두리째 부정하는 일이 되기 때문에 그는 '황당한 인물'로 취급되었고 해수요법은 보급되거나 전해내려 오지 않았다. 의학계와 적십자사의 이권세력이 그것을 허용하지 않고 철저히 공격한 까닭이다.

이러한 사실로도 알 수 있듯이 적십자사는 자애 따위와는 가장 거리가 먼 악마적인 조직이며, 악마의 지혜를 사용하여 천사의 가면으로 접근해 오는 조직이다.

혈액과 의학에 관해 이야기할 때, 그에 관한 과학과 연구와 논문 이야기를 끄집어낸다 해도 사실은 의미가 없는 것이다. 그 근본에 깔려 있는 시스템과 구조에 관해 이해하지 않으면 결국은 '과학'적인 거짓말에 속게 된다.

역설적으로 말하자면, 현 세계의 시스템과 구조만 이해할 수 있다면 혈액의 흑막과 의학의 흑막에 관해서도 통찰력을 발휘하여 꿰뚫어 볼 수 있게 된다는 것이다.

■
글을 마치면서

새로운 의학의 미래를 향해

— 후나세 슌스케(환경평론가)

'칸톤의 개 실험', '치시마 박사의 학설', '수혈 거부자들'

수혈에 대한 우리(후나세 슌스케, 우츠미 사토루) 두 사람의 세뇌를 풀어 각성을 하게 해 준 한 가지 요인으로는 '수혈을 거부하는 여호와의 증인'의 불굴의 활동이 있다. 세상사람들이 가지고 있는 '수혈을 거부하는 기묘한 사교 집단의 종교'라는 편견이야말로 근본적인 과오이며, 오히려 세상사람들이야말로 '수혈교'라고 할 수 있는 종교에 '세뇌'당해 온 것이다.

무수혈 수술이라는 현대 의학의 계몽과 개혁에 '수혈을 거부하는 여호와의 증인'이 해온 역할은 크다. 더군다나 생리학자 르네 칸톤이 실시한 '칸톤의 개' 실험도 하늘의 계시를 받은 것이다.

그리고 50년 이상이나 앞서 의학계로부터 철저히 탄압받고 봉인된 치시마 박사와 모리시타 박사의 학설도 빛을 보게 되었다. 이렇게 역사적으로도 지리적으로도 태생이 전혀 다른 3종류의 통찰력은 참으로 멋지게 이 책에서 우연히 만나 서로 복잡하게 엇갈리며 뒤섞여, 새로운 수혈 비판이라는 흔들림 없는 논거를 구축하기에 이르렀다.

그러나 현대 의학의 깊고도 깊은 흑막은 '혈액의 흑막'에 그치지 않는다. 우리들은 현대 의학 그 자체가 악마와 사신에게 농락당한 무자비한 함정으로 둔갑되었다는 사실을 알지 않으면 안 된다.

WHO '백신은 생물병기'

1972년에 세계보건기구(WHO)의 극비문서가 폭로되었다. 거기에는 "백신을 위장한 생물병기를 개발한다."라고 기록되어 있었다. 그것은 3단계로 '작동'한다.

즉, 갓난아기에게 접종하여 체내에 여러 가지 바이러스 등을 주입한다. 이어서 자궁경부암과 독감의 백신이라고 하며 접종하여 '시한폭탄'을 스탠바이 하게 한다. 세 번째로, 세계보건기구는 조류독감 등을 세계적인 규모로 확산시켜 선동하며, 각국 정부에 백신 접종을 강요한다. 그중에는 '애주번트(adjuvant)'(증강제)를 위장한 '시한폭탄'이 숨겨져 있어, 주사하면 생체 내의 면역시스템이 폭주한다. 사이토카인 스톰(cytokine storm)이라는 현상이다. 이리하여 백신 접종자는 '원인불명'의 면역이상으로 급사한다.

나는 취재과정에서 아연실색했다. 그리고 국제연합의 WHO가 인류를 표적으로 한 생물병기 공격을 획책하고 있다는 사실에 내 눈을 의심했다. 그러나 자세히 알아보면 의문은 풀린다.

록펠러 재벌은 미국 국민총생산의 절반 이상을 독점하고 있으며, 더군다나 로스차일드 재벌은 전 세계 부의 70%를 지배한다고 한다. (《비밀결사의 수수께끼》 미카사쇼보 출간)

60억 인구를 '폐기처분'하다

지구를 지배하는 자들이 이구동성으로 주장하고 있는 것이 있다. 그것은 인구 삭감이다. 국제연합의 WHO가 생물병기를 비밀리에 개발하고 있었다. 그 이유도 인구삭감이다.

록펠러 재벌은 1921년, 외교문제평의회(CFR)를 창설하였다. 그리고 이 조직이 1948년에 WHO를 만든 것이다. 즉, 록펠러가 국제연합을 만들고 WHO를 만들었다. 어느 것이나 록펠러의 '소유물'인 것이다. 그리고 인구를 삭감한다는 원대한 록펠러의 음모를 충실하게 실행하는 공작기관이 WHO이다. 백신 형태의 생물병기를 비밀리에 개발한다는 것도 당연하다고 할 수 있다.

1992년, 브라질의 지구환경정상회담에서 '아젠다 21'이 채택되었다.

그것은 21세기의 인류행동계획이다. 거기에는 당당하게도 '대폭적인 인구 삭감'을 내세우고 있다. 국제연합의 보고서에는 '이상적인 인구는 10억 명'이라고 명기되어 있다. 즉, 70억 명의 인구 중 60억 명을

'폐기처분'한다는 것이다. 실제로 미국의 오바마 대통령의 보좌관(과학고문)인 존 P 홀드랜은 "세계 인구를 85% 삭감해야 한다."고 당당하게 주장하고 있다.

정체를 알 수 없는 비밀스런 조직이 미국 조지아주에 세운 비석에는 '미래의 적정 인구는 5억 명'이라고 명기되어 있다.

'돈벌이'와 '인류 말살' 음모

1871년, 미국의 '프리메이슨'이라는 단체의 우두머리인 앨버트 파이크는 그의 서신에서 미래에 발생할 제1차, 제2차 세계대전을 예측하여 멋지게 적중시켰다. 그것은 즉, 예언이 아니라 예고였던 것이다. '그들' 지구를 지배할 세력에게는 세계 규모의 전쟁을 일으키는 것조차 아주 용이한 일이다.

이러한 사실로 보아 나는 세계의 동향을 지배하는 모든 수수께끼가 풀린 것처럼 느껴졌다. **키워드는 '인구 삭감'이다!**

그 으뜸가는 방법이 전쟁이다. 그것은 암흑 속에 숨어있는 지배층에게는 실로 안성맞춤이다.

우선은 대폭적으로 인구를 삭감할 수 있다. 다음으로는 군수산업을 통해 엄청난 수익을 수탈할 수 있다. 결론은 "살육"과 "돈벌이"이다. 참으로 일거양득이다. 이것은 우리가 지금까지 이해할 수 없었던 현상의 수수께끼를 마치 만능열쇠처럼 시원스럽게 풀어준다.

백신, 항암제, 농약, 화학비료, 식품첨가물, 환경호르몬, 전자파 오염 등은 모두 '그들'이 획책한 '살육'과 '돈벌이' 즉, 인구 삭감과 수익 수탈인 것이다.

현대 의료의 궁극적인 목적은

그리고 현대 의료의 궁극적인 목적도 '인구 삭감'과 '수익 수탈'이었다.

암흑세력의 끝도 없는 '음모'-인구 삭감 계획-를 알게 되어 모든 의문이 풀렸다. 의료가 '사람을 죽이기' 위해 존재한다는 것은 당연한 것이다. 백신을 영유아에게 주사하는 것도 당연한 것이다. "뭣 때문에 주사하는 겁니까?" 젊은 엄마가 묻는다.

"미래에 그 아이를 죽이기 위해서요."

엄마의 얼굴이 딱딱하게 굳어진다. 그러나 정말 귀를 닫으면 안 된다. 눈을 감아서는 안 된다. 입을 다물어서도 안 된다.

이 책의 주제인 수혈을 둘러싼 모든 의문도 풀린다.

그것은 구명의료도 그 무엇도 아니었다. 그 진실은 '칸톤의 개' 실험이 증명하였고, 치시마 박사와 모리시타 박사의 학설이 뒷받침하고 있다. 전해질(미네랄)액으로 수혈을 대신할 수 있다. 솔직하게 말하자면, 미네랄 액을 주입하면 출혈하더라도 목숨을 건지게 된다.

그러나 그렇게 하면 의료 마피아는 몹시 난처하다. '그들'이 수혈을 통해 노리는 궁극적인 목적, 즉 '대량 살육'과 '폭리 수탈'이 불가능해진다. 즉, '죽일 수 없다', '돈벌이가 안 된다'는 것이다.

현대주의의 정체는 제국주의

그렇다면 현대 그 자체를 재검토해 보아야 한다.

현대주의(모더니즘)는 '민주주의', '합리주의', '과학주의'라는 양의 탈을 쓰고 변장하고 있다. 그러나 양의 탈을 벗겨 보니 그 안에서 '늑대의 모습'이 나타났다. 그것은 제국주의라는 잔인한 낯짝이었다. 즉, 현대주의의 정체는 사실은 제국주의였다.

'그들'이 궁극적으로 지향하는 신세계 질서(NWO : NEW WORLD ORDER)의 지구란 완전히 가축으로 둔갑시킨 인류를 지배하는 미래사회이다. 그렇기 때문에 '신의 자리'에 군림하는 것은 극소수의 지배층뿐이다. 이렇게 하여 '그들'의 인류 가축화계획은 착착 진행되어 이미 지구는 '가축의 혹성'으로 변화되고 있다.

우리들은 가축의 지위에 만족해서는 안 된다. 그리고 사기, 살육, 허망과는 전혀 관련이 없는, 진실로 사람들을 건강하고 행복하게 하는 '새로운 의학'을 확립해야 한다. 그러기 위해서는 먼저 '세뇌'에서 깨어나야 한다.

아는 것이 투쟁의 첫걸음이다.

후나세 슌스케

■
번역자의 말

  수혈과 무수혈.

  왜 수혈 문제는 매스컴을 통해 널리 알려진 것처럼 시비가 끊이지 않고 그토록 오랜 세월 동안 많은 사람들의 관심사가 되어 왔을까요? 일부 의사들은 수혈을 고집하는 데, 왜 일부 의사들은 수혈을 하지 않고 수술을 하는 것일까요?

  한국에서도 수혈 없이 수술을 하는 병원이 100여 곳에 이르며, 무수혈 수술에 참여하는 의사만도 1,500여명이나 됩니다. [*대표적인 병원은 부록 참조] 또한 'http// youtu.be/GiY2ahUAdYQ'에서도 확인할 수 있듯이, 고려대학교병원 정형외과 박종훈 교수가 출연한 'YTN 사이언스' 방송에서도 무수혈 수술이 확산되어 가고 있음을 알려주고 있습니다. 이렇게 한국에서도, 그리고 전 세계적으로도 무수혈 수술이 점점 확산되고 있다는 사실은 무엇을 의미하는 것일까요?

저 역시 자연건강법을 실생활에 적용하는 사람으로서, 위의 질문들을 고려해 보면서 수혈의 시비에 관심이 많은 터였습니다. 그래서 제가 이 책의 번역을 의뢰 받고 가장 고민한 것은 저자들이 어떤 생각으로 이 책을 집필하였는가를 먼저 이해하는 것이었습니다. 그래서 공동 저자들인 '후나세 슌스케' 씨가 저술한 책들 중에서 추가로 7권, '우츠미 사토루' 씨가 저술한 책들 중에서 추가로 8권을 각각 주문하여 읽어 보고 나서야 번역에 착수하였습니다.

먼저 '후나세 슌스케' 씨는, 일본에서는 환경평론가로서 널리 알려진 유명 인사입니다. 그분은 환경 및 건강에 관해 저술한 책만도 수십 종에 이르는 저널리스트라는 점도 알게 되었습니다. 특히 그중에서도 《일본의 진상》, 《의식주에 관한 무서운 이야기》, 《병원에서 죽임을 당하다》, 《3일만 굶으면 70%의 질병은 치유된다》 등을 읽어보고 나서야 그가 원래는 수혈 부정론자가 아니었음을 이해하게 되었습니다. 따라서 의사들의 입장에 저항하거나 수혈 부정론자들의 입장을 대변하는 편향된 입장이 아니라 중립적인 입장에서 집필하였다는 점도 이해하게 되었습니다.

다음으로 '우츠미 사토루' 씨는 현대 의학을 전공한 의사로서 자연건강법에 관해 여러 종류의 책을 저술하였는데, 특히 그중에서 《의학 불필요론》이 아주 인상적이었습니다. 그 책을 읽고 나서야 이분 역시 원래는 수혈 옹호론자였었다는 점, 즉 처음부터 수혈 부정론자가 아니었음을 이해하게 되었습니다. 따라서 이분 역시 수혈 부정론자들을 옹호하는 편향된 입장에서가 아니라 수혈에 대한 대안을 제시하며 중립적인 입장에서 집필하였음을 확인하였습니다.
그리고 저자들 역시 수혈거부 사건으로 유명한 '여호와의 증인'이 아니라는 점도 다음과 같이 밝히고 있습니다.

그럼, 수혈거부 사건이란 어떤 것인가라는 의문부터 실마리를 한 가닥씩 풀어 보기로 하자. 그 전에, 나 자신은 '여호와의 증인'과는 아무런 관련도 없는 사람이고, 또 어떠한 종교도 없는 사람이다. 굳이 말하자면 애니미즘(자연숭배) 사상에 가까운 사람이라는 점을 명확히 말해 두고자 한다.

공동집필자 두 사람 모두 수혈에 관한 시비에만 초점을 맞추어 집필한 것이 아니라, 수혈은 그 부작용으로 인해 수많은 사람들의 생명이 탈취 당하는 무서운 행위라는 대승적인 관점에서, 그리고 수혈의 대안으로서 무수혈 수술이 세계적인 흐름이라는 점에 초점을 맞추어 집필함으로써, 왜 환경평론가와 현직 의사가 이 책을 집필하게 되었는가를 이해하게 되었습니다.
만약에 우리 가족 중에 한 사람이 병원에 수술하러 갈 입장이라면, 꼭 한번쯤은 읽어보아야 할 필독서라고 확신합니다. 오로지 하나밖에 없는 생명과 직접적으로 관련 된 것이므로, 수혈에 관한 요모조모를 따져 보고 결정하는 것은 당연하고도 또 당연한 일입니다.

-가장 좋은 처방전은 건강에 관한 지식이다-

이 말은 과거 미국의 공중 위생국 장관을 역임한 C 에베레트 쿠프 씨가 한 말입니다. 그렇습니다. 저 역시 이 책을 번역하면서, 귀중한 생명에 관한 최선의 처방전 중의 한 가지는 수혈에 관한 지식이라고 확신하게 되었습니다. 아무쪼록 모든 가정에서 한 권씩 비치해 두고 꼭 읽어보아야 할 필독서라는 점을 밝혀둡니다. 다시 한번 강조하지만, 절대로 후회하지 않을 필독서입니다.

끝으로, 특히 이 책은 의료계 전문가가 아닌 누구에게나 이해되기 쉽도록 하기 위해서 원문 그대로 번역하는 직역보다는 가능한 한 의역을 하도록 노력하였습니다. 그러나 전문분야에서는 어쩔 수 없이 직역을 하는 수밖에 없었습니다. 일본어를 이해하는 분들이 원문과 비교하여 보시더라도 그 점을 이해하여 주셨으면 합니다. 참고로 말하자면, 일본어 원문 책 제목은 《血液の闇-輸血は受けてはいけない(혈액의 흑막-수혈은 받아서는 안 된다)》입니다.

그리고 이해가 가지 않는 단어나 강조하고자 하는 단어에는 굳이 한자를 병기하였으므로, 그 점도 이해하여 주셨으면 합니다.

2015년 4월
번역자 : 김영진

한국무수혈센터 안내

서울특별시

인제대학교 서울백병원　　02-2270-0100　http://www.paik.ac.kr/seoul
인제대학교 상계백병원　　02-950-1166　http://www.paik.ac.kr/sanggye
순천향대학교 서울병원　　02-709-9924　http://www.schmc.ac.kr/seoul

부산광역시

동아대학교병원　　051-240-5555　http://www.damc.co.kr

대구광역시

영남대학교의료원　　053-623-8057　http://med.yu.ac.kr

대전광역시

을지대학교병원　　042-220-7191　http://www.emc.ac.kr
충남대학교병원　　042-220-7020　http://www.cnuh.co.kr

광주광역시

조선대학교병원　　062-220-3733　http://hosp.chosun.ac.kr

경기도

인제대학교 일산백병원　　031-910-9517　http://www.paik.ac.kr/ilsan
부천 세종병원　　032-340-1671　http://www.sejongh.co.kr
순천향대학교 부천병원　　032-621-5570　http://www.schmc.ac.kr/buchen

충청남도

순천향대학교 천안병원　　041-570-2140, 2840　http://www.schch.co.kr
단국대학교 병원　　041-550-6842　http://www.dkuh.co.kr